Sakina K. Sievers | Nirgun W. Loh

Alles Gute für das Herz

Heilung für das Feuerelement

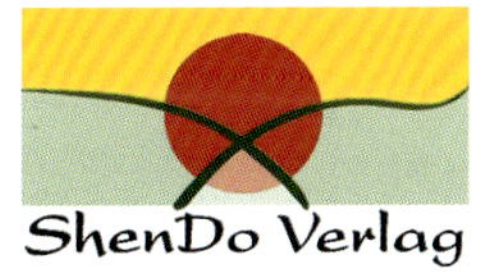

Die in diesem Buch beschriebenen Anwendungen und Tipps sind von den Autoren mit größter Sorgfalt dargestellt. Die Informationen sind jedoch keine medizinischen Empfehlungen und ersetzen nicht den Rat und die Hilfe eines Arztes. Bei ungeklärten oder ernsthaften körperlichen oder seelischen Problemen sollte unbedingt ein Arzt, Heilpraktiker oder Psychotherapeut konsultiert werden, bevor die Anwendungen beginnen.

Die Deutsche Nationalbibliothek verzeichnet diese Publikation in der Deutschen Nationalbibliografie; detaillierte bibliografische Daten sind im Internet unter www.dnb.de abrufbar.

Erste Auflage

www.shendo-verlag.de

Wir danken von Herzen:

Janna Lieske, unserem wundervollen Fotomodell,
Agni Petra Lieske, die uns ihren schönen Raum für die Fotoaufnahmen zur Verfügung gestellt hat,
Nirdosh Hufnagl, der die ausgezeichneten Fotos gemacht hat.

Bildquellen
Nailia Schwarz – © fotolia.com; Antonioguillem – © fotolia.com; Evgeny Atamanenko – © fotolia.com; denis_333 – © fotolia.com; # 452380219 – © bigstockphoto.com; Evstratenko – © fotolia.com; Ulia Koltyrina – © fotolia.com; Nirdosh H. Hufnagl – © foto-traum.de; # 47238748 – © bigstockphoto.com; # 98301 – © fotolia.com; Aruna Palitsch-Schulz – © shendo-verlag.de; Bernhard Oberdieck – © shendo-verlag; # 204090781 – © bigstockphoto.com; # 1793054444 – © bigstockphoto.com; # 315370972 – © bigstockphoto.com; # 604203691 – © adobe.stock.com; # 29731938 – © adobe.stock.com; Olga Yastremska – © adobe.stock.de; Johannes Cawelius – © shendo-verlag; # 261267673 – © bigstockphoto.com; # 447946199 – © adobe.stock.com; #283716088 – © bigstockphoto.com; Christin Lola – © fotolia.com; # 110608694 – © bigstockphoto.com
Autorenfoto – © shendo-verlag.de
Übungsfotos: Nirdosh H. Hufnagl – © foto-traum. de

Lektorat: Dhirendra M. Thomae
Layout und Satz: Carola Klinke
Bildcollagen: Nirgun W. Loh

Printed in Germany
ISBN 978-3-943986-34-1

Inhalt

Das Herz und das Feuerelement

Das Herz wird in der Traditionellen Chinesischen Medizin (TCM) dem Feuerelement zugeordnet, zusammen mit seinem Partnerorgan Dünndarm, dem Perikard oder »Beschützer des Herzens« und dem Dreifachen Erwärmer, der keinen direkten Organbezug hat. Die lebendige Energie des Feuers erfahren wir vor allem im Sommer, wenn die Natur in voller Blüte steht und die Sonne vom Himmel strahlt.

Der Sommer und die Leichtigkeit des Seins

In den langen Tagen und kurzen Nächten dieser heißen Jahreszeit spielt sich das Leben vorwiegend draußen ab, in der Natur, im Straßencafé, im Park oder am See. Die Atmosphäre ist überall locker, fröhlich und beschwingt. Nicht nur Fenster und Türen sind weit geöffnet, sondern auch die Herzen.

Mit einem gesunden Feuer kommen wir leicht in Kontakt, treffen Freunde, plaudern, lachen oder flirten. Wir lieben ein geselliges Zusammensein, bei dem wir uns mitteilen und austauschen. Mit der Leichtigkeit eines Schmetterlings nehmen wir am Leben teil. Die pulsierende, strahlende Energie des Feuers lässt uns begeistert mit »ganzem Herzen« bei einer Sache sein. Von der Pubertät bis etwa zum 30. Lebensjahr erleben wir besonders feurige Jahre. Es ist die Blütezeit des Lebens, in der die Sexualität erwacht, wir uns gerne und oft verlieben und uns Energie im Überfluss zur Verfügung steht.

Ist die Feuerenergie jedoch geschwächt, wird das Leben kalt und freudlos. Dann haben wir Schwierigkeiten, Beziehungen aufzubauen und aufrechtzuerhalten, und fühlen uns in einer Gruppe, in der ein ausgelassenes »Karibik-Feeling« herrscht, eher unwohl. Doch auch das Gegenteil kann der Fall sein: Wenn das Feuer zu stark lodert, verpulvern wir in ungezügeltem Spaß unsere Energie, sodass wir uns hinterher ausgelaugt und leer fühlen. Ein ausgeglichenes Feuer, wie an einem milden Sommertag, ist für unser Herz das Beste.

Die Organe des Feuerelements

Die Organe sind aus Sicht der TCM nicht nur funktionelle Körperteile, die bestimmte Aufgaben erfüllen, sondern sie leisten einen Beitrag zur Gesamtpersönlichkeit des Menschen. Sie beherbergen die verschiedenen geistig-seelischen Kräfte des Menschen, die sich in seinem Verhalten, Denken und Fühlen widerspiegeln.

Schon vor tausenden von Jahren entdeckte man in China den direkten Zusammenhang zwischen dem Gefühlsleben eines Menschen und seinem körperlichen Empfinden. Wenn wir also von Herz, Perikard, Dünndarm und dem Dreifachen Erwärmer sprechen, ist damit immer der ganze umfassende Funktionskreis gemeint, beziehungsweise das Lebensprinzip, das durch diese Organenergien verkörpert wird. Der Energiezustand der Organe hat eine unmittelbare Auswirkung auf den Gefühlszustand des Menschen und umgekehrt reagieren unsere Organe auf unsere Gefühle und Emotionen.

Den Organen sind die Meridiane zugeordnet, die den ganzen Körper mit Lebensenergie versorgen. Über diese Energiebahnen werden alle körperlichen, emotionalen, geistigen und spirituellen Funktionen gesteuert. Eine Massage oder eine anderweitige Behandlung der Meridiane und Akupressurpunkte wirkt sich daher auf den ganzen Funktionskreis aus.

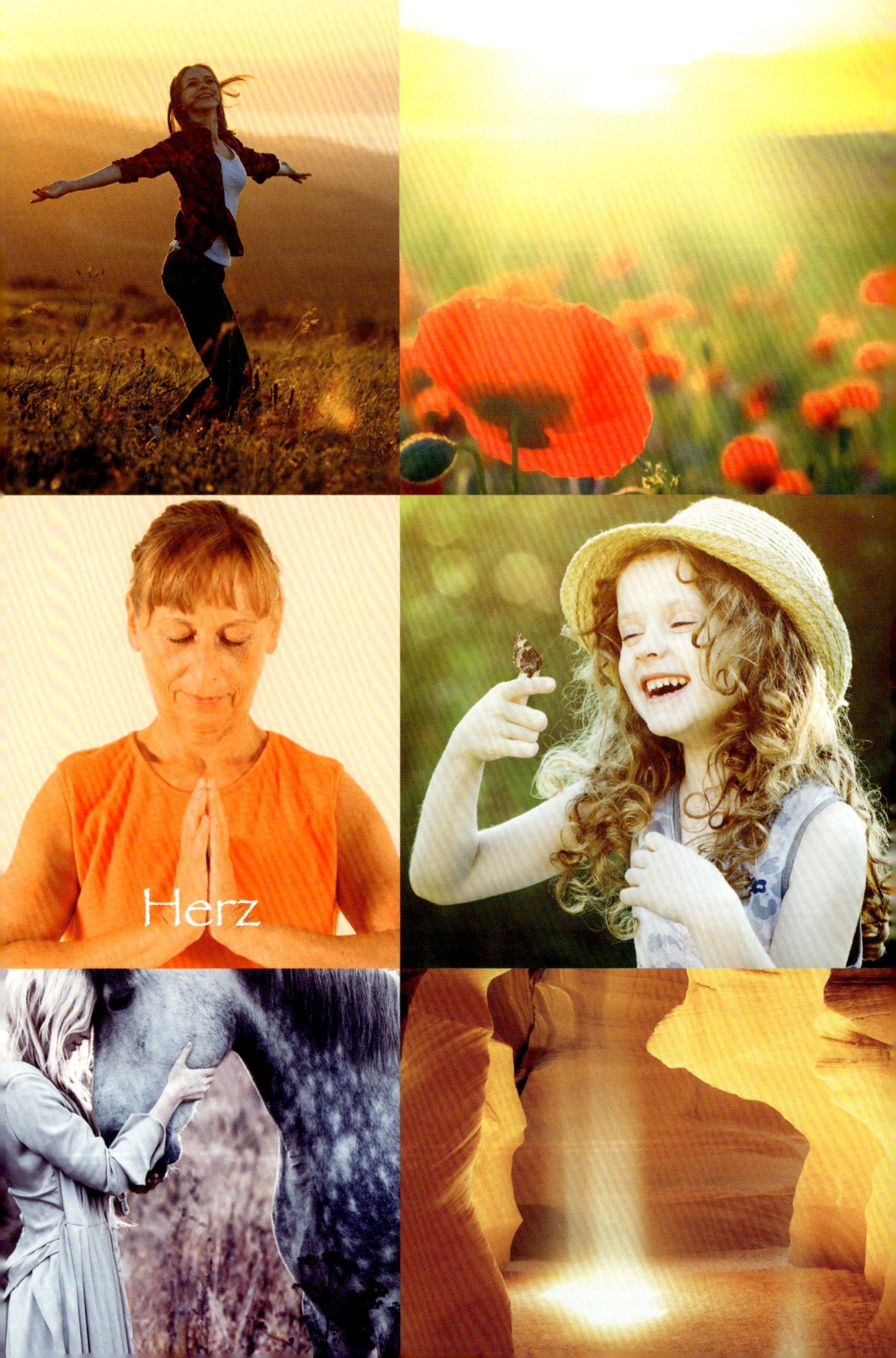
Herz

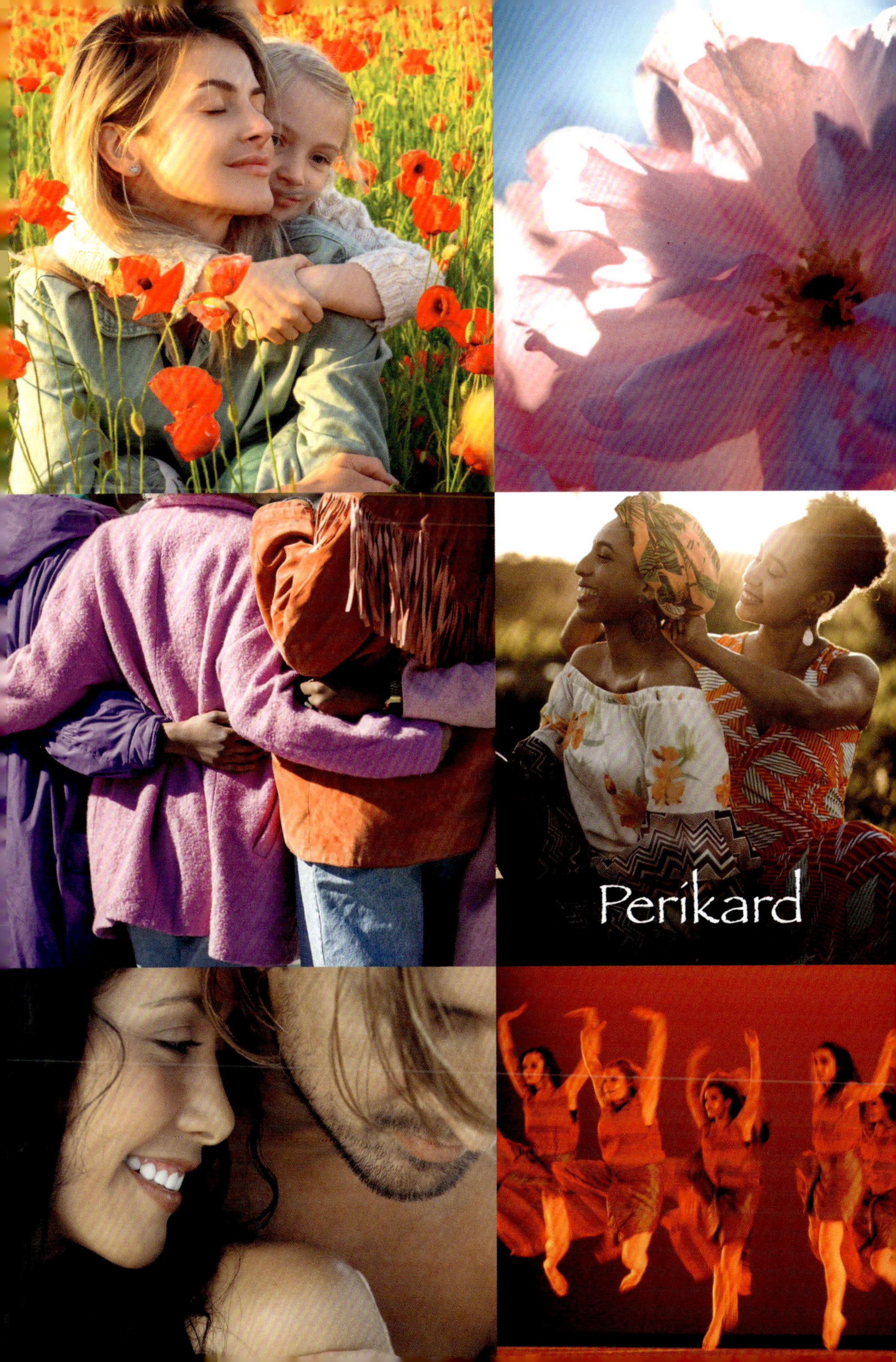
Perikard

Das Herz
Liebe und Bewusstsein

Das Herz ist embryologisch das erste Organ, das sich entwickelt. In der TCM gilt es als Oberhaupt oder als der Kaiser, der über die anderen Würdenträger am kaiserlichen Hof regiert und versucht, in seinem Reich Frieden und Harmonie aufrechtzuerhalten. Doch das Herz übt seine Macht nicht aus, es braucht einfach nur präsent zu sein, um Einfluss zu nehmen.

Das Herz regiert über alle hochentwickelten Funktionen, die das Menschsein ausmachen: Liebe, Freude, Empfindungsvermögen, Bewusstsein und die Fähigkeit, Gedanken und Gefühle zum Ausdruck zu bringen. All das macht unser Dasein lebenswert. Ist das Kaiserorgan krank, wirkt sich das auf alle anderen Organe aus und der innere Frieden und die Harmonie werden erschüttert.

Liebe

Das Herz ist die Quelle von Zuneigung, Anteilnahme und Verständnis. Es lässt uns mit anderen Menschen warm werden, schenkt uns die Freude zu geben und die Fähigkeit uns weit zu öffnen und zu lieben. Diese Liebe ist mehr als das romantische Verliebtsein, mit dem wir auf Wolke sieben schweben und das allzu vergänglich ist. Sie ist größer als das kleine Ich, es ist ein Zustand von Mitgefühl und Güte. Wir spüren sie als eine Weite im Herzen, die uns mit allen Wesen verbindet. Andere mit unserer Wärme und Herzlichkeit zu beschenken, bereitet uns eine tiefe Zufriedenheit. Dann ähnelt unser Herz einem reich gefüllten Kelch, dessen Inhalt großzügig überfließt.

»All you need is love«

Die tiefste Sehnsucht eines jeden Menschen ist es, auf diese Weise zu lieben und geliebt zu werden. Liebe ohne Bedingungen gibt dem Leben einen Sinn. Sie heilt unsere Wunden und überwindet alle Grenzen. Getragen von dieser Liebe wagen wir, Nähe zuzulassen und uns im Herzen berühren zu lassen. Mitunter machen wir die Erfahrung »eins zu werden« – mit einem anderen Menschen, beim »Liebe machen«, in der Natur.

Indem wir so geliebt werden, wie wir sind, entsteht die Fähigkeit uns selbst zu lieben. Wir lernen uns mit all unseren Ecken und Kanten anzunehmen, unsere »Fehler« und Schwächen zu verzeihen. Wenn wir freundlich, gütig und geduldig mit uns sind, verlieren wir das Gefühl, dass wir anders sein sollten, als wir sind. Das schenkt uns Selbstachtung und wir erkennen unseren Wert. Wir sind offen, Zuwendung und Liebe zu empfangen, verbunden mit dem Wissen, dass wir es wert sind.

Diese Akzeptanz ist der Schlüssel zu Zufriedenheit und zu langanhaltenden erfüllenden Beziehungen. Das Annehmen von uns selbst lässt uns auch andere verstehen und annehmen. Nur wenn wir in Kontakt mit unserem eigenen Herzen sind, können wir uns auf die Schwingungen anderer einstimmen und uns empathisch in ihre Gefühlswelt hineinversetzen, ohne uns in ihren Geschichten zu verstricken und uns selbst dabei zu verlieren.

Liebe besitzt eine große Transformationskraft. Sie ist wie ein Sonnenstrahl, der aus einem wolkenverhangenen Himmel auf die Erde scheint. Plötzlich ist da ein Licht, das die Dunkelheit vertreibt und alles verwandelt und verzaubert. Das geschieht auch durch die Präsenz eines Menschen mit einem offenen Herzen, die tröstend, versöhnlich und heilsam auf seine Umgebung wirkt. Eine bedingungslose Liebe gibt anderen Raum und bestärkt sie darin, sie selbst zu sein.

Bedingungen und Bedürftigkeit

Frisch verliebt ist die Welt für ein paar Wochen oder Monate in ein rosarotes Licht getaucht. Wenn dieser hormongesteuerte Zustand jedoch verblasst, sich daraus keine Liebe entwickelt und wir aus dem Traum von einer »perfekten« Partnerschaft erwachen, beginnen wir an dem anderen »herumzukritteln«. Die Liebe wird nun an Bedingungen geknüpft. Immer wenn wir uns selbst, andere oder das Leben nicht so annehmen wie es ist, verschließt sich unser Herz.

Mit einem verschlossenen Herzen fühlen wir uns einsam und von der Welt entfremdet. Wir spüren eine innere Leere, uns fehlt die Liebe für uns selbst. Diesen Mangel versuchen wir durch einen anderen Menschen zu füllen. Mit unserem hungernden Herzen gehen wir wie mit einer Bettlerschale durch die Welt, in der Hoffnung, dass wir jemandem begegnen, der sie füllt und uns liebt und glücklich macht. Doch das, was wir in unserer Bedürftigkeit finden, hat nichts mit Liebe zu tun. Es ist ein Zustand, in dem wir den anderen brauchen, an ihm »hängen« und meinen, ohne ihn nicht leben zu können. Damit unsere innere Leere auch dauerhaft von der Anerkennung und Liebe des anderen gefüllt wird, versuchen wir die Beziehung einzuzementieren und vielleicht durch einen Ring zu besiegeln. Denn sollten wir verlassen werden, sind wir wieder mit unserem schmerzlichen Defizit konfrontiert.

Wird der Mensch, den wir gefunden haben, ebenfalls von einer inneren Leere und Bedürftigkeit geleitet, ist die Beziehung von vornherein zum Scheitern verurteilt. Solange sie von der Quelle der Liebe in sich selbst abgeschnitten sind, haben zwei einsame Menschen einander nicht viel zu geben.

Der Weg zurück zur Liebe geht nicht nach außen, sondern nach innen. Der große Mystiker Rumi sagte dazu: »Es ist nicht deine Aufgabe nach der Liebe zu suchen, sondern alle Hindernisse in dir zu finden, die du gegen sie aufgebaut hast.« Wenn wir unsere Aufmerksamkeit nach innen richten und uns mit unserem wahren Selbst vertraut machen, füllt sich die innere Leere mit Selbstachtung. Je mehr wir mit der Quelle in uns verbunden sind, desto glücklicher werden unsere Beziehungen sein. Akzeptanz lässt uns an dem Anderen erfreuen, so wie er ist, und ihn nicht durch die Brille von Idealen und Bedingungen betrachten.

PRAXISTIPP

Vergebungsritual Ho´oponopono

Vergebung ist die Grundlage für die Liebe. Sie befreit das Herz von einer großen Last an alten Vorwürfen und unerledigten Konflikten, die wir wie in einem schweren Rucksack mit uns herumtragen. Indem wir Vorhaltungen und Schuldzuweisungen beenden, löst sich die Verhärtung, die sich um unser Herz gebildet hat, und wir können äußeren und inneren Frieden finden. Dazu gehört auch, andere um Vergebung zu bitten, wenn wir ihnen ein Leid zugefügt haben. Die Fähigkeit uns selbst und anderen zu verzeihen, erlöst uns von negativen Gedanken, Bitterkeit und Groll. Wenn wir diese vergiftenden Emotionen loslassen, werden wir wieder frei und offen für das, was gerade geschieht.

Schaue einen Moment auf dein Leben und frage dich, wo Vergebung nötig ist, aber noch nicht geschehen ist. In dem hawaiianischen Vergebungsritual Ho'oponopono kannst du in einer Gruppe oder allein für dich selbst an den belastenden Themen arbeiten und dadurch Frieden schließen. Die vier zentralen Wundersätze dieses Rituals lauten: »Es tut mir leid«, »Bitte verzeihe mir«, »Ich liebe dich«, »Danke«.

PRAXISTIPP

Meditation der liebevollen Freundlichkeit

Setzte dich bequem und aufrecht auf ein Kissen oder einen Stuhl. Richte deine Aufmerksamkeit auf deinen Atem, nimm wahr, wie das Einatmen deinen Brustkorb weitet und Raum für dein Herz schafft. Dann atme vollständig wieder aus und spüre das Loslassen, das dabei geschieht. Nun sage laut oder in deiner Vorstellung die folgenden Sätze:

Möge es mir gut gehen. Möge ich in Sicherheit sein. Möge ich Frieden und Erfüllung erleben.

Wiederhole diese Sätze und lasse sie wirken. Verbinde dich in einer wohlwollenden Absicht mit dir selbst. Vielleicht nimmst du Wärme, Freundlichkeit oder Liebe in dir wahr. Manchmal kommen auch scheinbar gegenteilige Gefühle wie Wut oder Traurigkeit hoch. Diese kannst du als ein Zeichen sehen, dass dein Herz weicher wird und dir zeigt, was es fühlt. Dann richte mit so viel Geduld, Akzeptanz und Verständnis wie möglich die liebevolle Freundlichkeit auf diese Gefühle. Vor allen Dingen denke immer daran, dass es keinen Grund gibt, dich für diese Gefühle zu verurteilen.

Nachdem du die liebevolle Freundlichkeit eine Weile auf dich selbst gerichtet hast, widme jetzt diese Worte einem Menschen, der dir nahesteht:

Möge es dir gut gehen. Mögest du in Sicherheit sein. Mögest du Frieden und Erfüllung erleben.

Während du diese Sätze wiederholst, lass dich wieder hinein sinken in das, was sie tief im Herzen ausdrücken wollen. Wenn Gefühle der liebevollen Freundlichkeit in dir auftauchen, verbinde sie mit deinen Worten, sodass sie bei jeder Wiederholung stärker werden.

Während du mit der Meditation fortfährst, kannst du in deiner Vorstellung Freunde, Bekannte, Fremde oder auch Tiere einladen – und schließlich auch solche Menschen, mit denen du Schwierigkeiten hast. Auch hier wiederhole die gleichen Sätze oder finde andere Formulierungen, die besser zu der liebevollen Freundlichkeit passen, die du für diese Personen empfindest.

Allgemeines zur inneren Erforschung

Zu jedem Kapitel gibt es eine Erforschung mit verschiedenen Fragen. Nimm dir Zeit für deine Antworten, um dieses Thema von allen Seiten zu beleuchten. Es wird dir Klarheit darüber geben, wie es um dein Feuerelement bestellt ist und wo du es möglicherweise unterstützten kannst. Erinnere dich immer wieder daran, freundlich zu dir zu sein. Es kann hilfreich sein, deine Antworten für dich aufzuschreiben, um dann später noch einmal darüber zu reflektieren.

Diese Entdeckungsreise zu dir selbst ist auch zu zweit möglich. Vereinbart dazu eine Zeitspanne – jede/r hat fünf oder zehn Minuten, um sich mitzuteilen. Dann setzt euch gegenüber und schließt zunächst die Augen. Während du sprichst, lass dich von dem überraschen, was du sagst. Vielleicht gibt es einen Moment, in dem dir nichts mehr einfällt. Dann schließe die Augen und sei einfach eine Weile mit dir selbst.

Als Zuhörer*in lausche nur, ohne zu kommentieren oder zu bewerten. Stelle dir beispielsweise vor, riesige Elefantenohren zu bekommen, die mit deinem Herzen verbunden sind. Diese stille Präsenz vertieft die Erforschung.

PRAXISTIPP

Liebe

- Wer oder was darf dein Herz berühren? Was geht dir nahe? Wen liebst du?
- Verliebst du dich leicht, doch sind diese Episoden schnell wieder vorbei?
- Wie reagierst du auf Liebe? Hast du eine Sehnsucht, anderen nahe zu sein, aber gleichzeitig fühlt sich das bedrohlich an?
- Hast du Angst davor, dass alte Wunden berührt werden, wenn du jemandem näherkommst? Wann hältst du dein Herz zurück?

Geist und Seele

Das Herz ist die Heimat unseres Geistes. Es regiert über das Bewusstsein, die Geistesgegenwart, die unsere Handlungen begleitet. Es ist die höchste Intelligenz, die uns Einsicht und ein Verständnis der größeren Zusammenhänge schenkt. Anders als die Verstandesebene, wo die Gedanken unaufhörlich rattern, oder eine messerscharfe Ratio, die das Leben und seine Erscheinungen bis ins Detail analysiert, lässt uns die Intelligenz des Herzens die Ganzheit des Daseins erfassen.

Geistesfrieden und Schlaf

Der Zustand des Herzens spiegelt sich in der geistigen Verfassung eines Menschen wider: Ein gesundes Herz drückt sich in einer bewussten Lebensführung, einer klaren, schnellen Wahrnehmung, einem mühelosen Auffassungs- und Konzentrationsvermögen und einem hervorragenden Gedächtnis aus, das bis in die Kindheit zurückreicht. Der Mensch ist achtsam und strahlt eine innere Harmonie und gelassene Heiterkeit aus. Er erlebt Momente des reinen Gewahrseins oder Geistesfriedens, in denen der denkende Verstand ruhig wird und das Bewusstsein so klar ist wie der weite, wolkenlose Himmel. Das alles zeigt sich im Glanz der Augen, einem inneren Strahlen, einer tiefen Weisheit sowie in einem ethischen und tugendhaften Verhalten.

Mit einem friedvollen Geist kommen wir auch nachts zur Ruhe. Ein gesundes Herz lässt uns schlafen wie ein Kind: Wir schlafen leicht ein, ruhig und tief durch, ohne aufwühlende Träume, wachen morgens erfrischt auf und sind geistig sofort präsent. Schlaf ist die beste Medizin für das Herz.

Unruhiger Geist

In unserem hektischen, schnelllebigen Alltag, der von Reizüberflutung gekennzeichnet ist, nimmt die mentale Aktivität immer mehr zu. Mehr als hunderttausend Gedanken ziehen jeden Tag durch unseren Kopf, aber über neunzig Prozent davon sind nicht sinnvoll. Sie wiederholen sich und sind überflüssig. Der Geist wird überschwemmt von Gedanken und Impulsen und ist dadurch überlastet.

Dadurch entsteht eine mentale und emotionale Verwirrung. Die Wahrnehmung ist verschleiert, als würde man durch ein ungeputztes Fenster schauen. Das Bewusstsein ist nur schwach entwickelt und die Aufmerksamkeit verliert sich in dem geistig-mentalen Durcheinander. Ein unklarer Geist ist wie ein gestörter Fernsehbildschirm, der ein verzerrtes Bild wiedergibt. Buddhisten vergleichen diesen Zustand mit der unentwegt flackernden Kerzenflamme in einer Türöffnung, die anfällig ist für alle äußeren Einflüsse. Mit diesem ewig schnatternden Verstand ist der Mensch zerstreut, vergesslich und unkonzentriert. Meist ist er geistesabwesend und wird leicht abgelenkt. Nur ab und zu taucht sein Bewusstsein wie aus einem Nebel wieder auf.

Gedanken haben eine große Anziehungskraft. Wenn wir nicht achtsam sind, gewinnen sie die Kontrolle und wir sind ihnen ausgeliefert. Dann identifizieren wir uns mit ihnen und glauben das, was wir denken. Hinzu kommt, dass wir häufiger an negativen Vorstellungen festhalten als an positiven: Wir denken länger an ein unangenehmes Erlebnis als an den Duft einer Blume. Wenn wir uns überwiegend mit den schlechten Nachrichten der Medien beschäftigen, wird das zu unserer vorrangigen Erfahrung der Welt. Meditation kann uns aus diesem Dilemma befreien. Durch eine aufmerksame Entspannung gewinnen wir Abstand zu unseren Gedanken. Wir können sie vorüberziehen lassen wie einen Zug, in den wir nicht einsteigen.

Solange der Geist ruhelos ist, können wir nicht einschlafen oder unser Schlaf ist unruhig und wir wachen immer wieder auf. Chronische Schlafstörungen sind ein ernsthaftes gesundheitliches Problem, das schwerwiegende Folgen haben kann. Durch Schlafmangel kommt es zu einem Ansturm irrationaler Gedanken. Konzentrationsvermögen und Gedächtnis nehmen ab und der Mensch wird emotional sehr labil. Schlafstörungen sind inzwischen zu einer Volkskrankheit geworden und spiegeln den unruhigen Geist der heutigen Gesellschaft wider. Sie sind die ersten Anzeichen von Herzkrankheiten, bis hin zum lebensbedrohlichen Infarkt.

Kommunikation

Sprache ist dem Herzen zugeordnet. Kommunikation und Austausch weiten das Herz, sich zu offenbaren unterstützt das innere Feuer. Unsere Sprache ist ein Spiegel unseres Bewusstseins. Mit einem klaren Geist drücken wir uns deutlich, verständlich und aufrichtig aus. Wir können unsere Zuhörer begeistern und überzeugen. Durch die Fähigkeit uns mitzuteilen und zu kommunizieren, nehmen wir am Leben teil. Wenn wir »das Herz auf der Zunge tragen«, ist unsere Sprache echt und stimmt mit dem überein, was wir denken und fühlen. Wir bringen der Welt zum Ausdruck, wer wir sind, und geben einen Einblick in unser Innenleben. Indem wir unsere Wahrnehmungen, Einsichten und Ideen in Worte fassen, ist eine tiefe Verständigung mit anderen möglich. Gleichzeitig hören wir zu, lassen das Gesprochene auf uns einwirken und uns davon im Inneren berühren. Ein anregendes Gespräch, in dem man sich gegenseitig die Bälle zuwirft und spürt, dass man auf einer Wellenlänge ist, wirkt inspirierend und bisweilen sogar beflügelnd. Auf diese Weise kommen wir nicht nur dem anderen, sondern auch uns selbst näher.

Doch oft wird dieser harmonische Redefluss schon in der Kindheit »abgewürgt«. Das geschieht, wenn Kinder zum Schweigen gebracht, ausgelacht oder verspottet werden, nachdem sie ihre Meinungen, Wünsche und Bedürfnisse ausgesprochen haben. Wem damals niemand wirklich zugehört hat, hält später als Erwachsener lieber den Mund. Er wird zu einem wortkargen Menschen, der nur wenig und nicht gerne spricht, der introvertiert in seiner inneren Welt eingeschlossen bleibt. Sein Herz

Kommunikation

- Fällt es dir leicht zu kommunizieren und die richtigen Worte zu finden? Ist deine Sprache klar und deutlich?
- Kannst du ausdrücken, was dir auf dem Herzen liegt, sodass andere erfahren, was in dir vorgeht? Fällt es dir leicht, deine Gedanken und Gefühle in Worte zu fassen?
- Oder fehlen dir oft die Worte? Kennst du das Gefühl zu »verstummen«?
- Wann, in welchen Situationen und mit wem bist du bereit, dich mitzuteilen?

PRAXISTIPP

Brabbel-Meditation

Diese Meditation kann dich unterstützen, einen Ausdruck zu finden und den Geist zur Ruhe bringen. Der Verstand denkt in Worten. Ein sinnfreies Gebrabbel hilft dir, diese Gewohnheit des inneren Monologs zu durchbrechen. Du kannst – ohne die Gedanken zu unterdrücken – alles in dieser Fantasiesprache hinauswerfen. Das befreit die aufgestaute Energie zurückgehaltener Worte.

Schließe die Augen und richte deine Aufmerksamkeit für eine Weile auf deinen Atem. Dann fange an irgendwelche unsinnigen Worte hervorzubringen. Benutze keine Wörter und keine Sprache, die du kennst. Brabbel einfach drauf los und lass dich überraschen, was alles aus dir herauswill. Wenn dir danach ist, werde laut, verwende auch harte Kehl- und Zischlaute und spiele verrückt – aber sei dabei bewusst. Wenn keine Töne kommen wollen, dann stoße ungereimte Worte aus: bla, bla, bla ... Bleibe mindestens 15 Minuten aktiv. Anschließend sitze still, tue nichts mehr und bleibe gegenwärtig.

beginnt zu rasen, wenn er in einer Gruppe plötzlich im Mittelpunkt steht und etwas sagen soll. Es fällt ihm schwer, die richtigen Worte zu finden, um seine Gedanken und Gefühle auszudrücken. Es ist ein Mensch, bei dem man nie weiß, woran man ist, und umgekehrt hat er das Gefühl, dass die anderen ihn nicht verstehen.

Auch das andere Extrem zeigt eine Feuerstörung an: eine krankhafte Geschwätzigkeit, bei der der Mensch unentwegt redet, doch das Gesprochene ist ohne Inhalt.

Das wahre Selbst

Das Herz gilt als Sitz der Seele. Es ist die Instanz, die uns wissen lässt, wer wir sind. Sobald wir uns unserer wahren Natur bewusstwerden, erstrahlt ein inneres Licht, das in unserem Sein und in all unseren Handlungen widergespiegelt ist. In diesem inneren Erblühen finden wir einen Sinn und eine tiefe Erfüllung. Wir sind zurückgekehrt zu unserer eigentlichen Wesenheit, die sich vom Ego oder der Persönlichkeit unterscheidet.

Hier sind wir frei von Leiden, denn wir sind nicht mehr identifiziert, weder mit unserem Körper noch mit unseren Gedanken oder Gefühlen. Menschen, die diese Freiheit erfahren, strahlen eine innere Harmonie und gelassene Heiterkeit aus, verfügen über eine tiefe Weisheit und sind voller Liebe und Mitgefühl. Sie fühlen sich mit der Schöpfung verbunden und nehmen sich als Teil des großen Ganzen wahr. Der Mystiker Osho sagte dazu: »Wenn ihr einmal eure Seele entdeckt habt, habt ihr euer Zuhause entdeckt. Ihr habt eure Liebe entdeckt, eure unerschöpfliche Freude.«

Solche Momente reinen Seins erleben wir manchmal bei besonderen Naturereignissen, wie einem wunderschönen Sonnenuntergang, oder bei der Geburt oder dem Tod eines geliebten Menschen. In diesen Momenten erwacht etwas in uns. Wir spüren eine Präsenz, die nichts mit unserer persönlichen Geschichte zu tun hat, sondern mit etwas Tieferem, das uns nie verlassen hat, sondern immer da ist.

Verlorenheit und innere Leere

Wir alle werden mit einem inneren Licht geboren, doch mit dem Heranwachsen wird die ursprüngliche Bewusstheit überlagert von Unklarheiten, Konditionierungen und Identifikationen. Bei dieser Entwicklung spielt die Beziehung zu unseren Eltern eine

PRAXISTIPP

Innere Erforschungen

Regelmäßige Erforschungen (siehe Seite 13) können eine tiefe und bedeutungsvolle innere Reise mit berührenden Erkenntnissen und Offenbarungen sein. Sie helfen dir zu erkennen, wer du wirklich bist oder wer du nicht bist. Sie sind eine Entdeckungsreise zu deinem wahren Selbst. Diese Auseinandersetzung mit dir selbst öffnet dein Bewusstsein für verborgene Wunden, die noch nicht verheilt sind, und schenkt dir Einsichten in deine Stärken und Begabungen. Dir alles von der Seele zu reden, sozusagen »dein Herz auszuschütten«, hat eine klärende, befreiende Wirkung und entlastet das Herz.

große Rolle. Wenn sie unseren Wesenskern nicht erkennen und stattdessen eigene Vorstellungen haben, wie wir sein sollten, verlieren wir den Kontakt zu unserer wahren Natur. Ihre Liebe ist dann an Bedingungen geknüpft. Um von ihnen gesehen und geliebt zu werden, müssen wir ihrem Idealbild entsprechen. Wir werden für die verschiedensten Eigenschaften und Leistungen anerkannt, aber nicht für unser Sein.

Das kommt einem Verrat gleich: Für ihre Liebe mussten wir uns selbst verkaufen. Dadurch schwindet das Vertrauen in unsere Empfindungen und Instinkte und wir wissen nicht mehr, wer wir wahrhaft sind. Um überleben zu können, entwickeln wir ein falsches, angepasstes Selbst, das sich immerzu fragt, was andere von ihm wollen. In dem Wunsch zu gefallen und in der Angst vor Ablehnung lernen wir nicht uns selbst zu lieben und suchen ständig Anerkennung und Bestätigung von außen.

Das Wesentliche fehlt uns: Wenn wir nicht mehr in Kontakt mit uns selbst sind, verfehlen wir den Sinn und die Aufgabe unseres

Lebens. Wir verlieren das Gefühl, Teil eines größeren Ganzen zu sein. Die TCM sieht in dieser Selbstentfremdung die Ursache aller Krankheiten. Ohne das Erkennen unserer wahren Natur verspüren wir eine innere Leere. In dem verzweifelten Versuch, sie von außen zu füllen, ist der Weg frei für verschiedenste Süchte.

Doch das, was uns fehlt, ist nicht wirklich verloren gegangen. Wir haben nur im Moment keinen Zugang dazu. Die wirkliche Heilung liegt also nicht darin, die Abhängigkeit von äußeren Quellen des Glücks zu vergrößern, sondern uns wieder mit der inneren Quelle zu verbinden und zu unserem wahren Selbst zurückzufinden. Innere Einkehr und Meditation ebnen den Weg, das strahlende Wesen zu werden, das wir wahrhaft sind, wie ein Schmetterling, der sich aus dem Verpuppungsstadium befreit, die Flügel ausbreitet und losfliegt.

Verlorenheit und innere Leere

- Wurdest du als Kind so gesehen, wie du wirklich bist? Unter welchen Bedingungen wurdest du geliebt? Was musstest du dafür tun, wie musstest du sein?
- Wo wendest du dich von dir selbst ab und verrätst dich, um geliebt zu werden?
- Wer oder was tut dir nicht gut? Was entfernt dich von dir selbst?
- Was tust du, um eine innere Leere zu vermeiden, sie nicht zu fühlen? Wie lenkst du dich ab, wie hältst du dich beschäftigt? Hast du schon mal das Gefühl gehabt, vor dir selbst davonzulaufen?

»Ich *fühle*, also bin ich«

Fühlen wärmt und belebt und verbindet uns mit unserer wahren inneren Natur. Um wir selbst zu sein, braucht es die Fähigkeit zu empfinden und wahrzunehmen: den Körper, die Gedanken, Wünsche und Bedürfnisse. Indem wir lernen, Gefühle anzunehmen und auszudrücken, stehen wir zu uns selbst. Wir entwickeln die Gabe, uns wie einen Freund zu behandeln und zu lieben.

Um unser Herz zu öffnen, ist es unerlässlich, *alles* willkommen zu heißen: Liebe *und* Verlorenheit, Glück *und* Leid. Zum Menschsein gehört es, Verluste zu erleben und verletzt zu werden. Es geht weder darum, Kummer zu vermeiden, noch ihn zu suchen, sondern darum, lebendig zu sein und zu empfinden – manchmal Freude und manchmal Schmerz. Nur wenn wir uns erlauben, auch unserem Kummer zu begegnen, der vielleicht schon lange verschüttet war, kann unser Herz heilen und sich für die Liebe öffnen. Es ist sehr berührend, wenn wir das, was in Vergessenheit

PRAXISTIPP

Auf dein Herz hören

Der Sufi-Mystiker Rumi sagte: »Lass dich ziehen von dem leichten Sog dessen, was du wahrhaft liebst.« Bei allem, was du tust, horche nach innen, bei jedem Schritt frage dein Herz: »Willst du das?« Mit der Zeit wirst du ein feines Gespür entwickeln, mit dem du auf die Stimme deines Herzens hörst. Wenn es die Frage mit: »Nein, das möchte ich nicht!« beantwortet, ist die nächste Frage an dein Herz: »Was brauchst du in diesem Moment, um glücklich zu sein?« Wenn du diesen inneren Dialog immer wieder übst und der Weisheit deines Herzens folgst, kann dein Leben eine erstaunliche Wendung nehmen und an Wahrhaftigkeit und Erfüllung gewinnen.

geraten war, wieder zulassen. Das mag sich anfühlen, als würden die Ketten, die sich um das Herz gelegt haben, gesprengt, und wir spüren wieder Lebendigkeit in uns.

Der innere Funke ist erloschen: Depression

In der TCM gilt die Depression als eine Herzerkrankung. Zu Beginn dieser Krankheit wird der Mensch lustlos. Er zeigt keinerlei Interesse, irgendetwas zu tun, und nimmt immer weniger am Leben teil. Er ist nicht mehr Teil des Geschehens und meidet Kontakt und Berührung. Es fehlt ihm an Appetit, Energie und sexueller Lust und er leidet unter schweren Schlafstörungen. Schließlich wird er lethargisch und abgestumpft. Zu dem Gefühl der inneren Leere kommt eine negative, pessimistische Haltung dem Leben gegenüber. Alles erscheint für diesen Menschen sinnlos zu sein, er erkennt den Silberstreifen am Horizont nicht mehr. In diesem Zustand ist er innerlich wie abgestorben. Er hat sich selbst verloren und ist zu einem Zombie geworden, einem seelenlosen Wesen. Auslöser einer Depression sind Situationen, die mit der inneren Leere konfrontieren, wie Arbeitslosigkeit, Trennung, der Tod der eines nahestehenden Menschen. Versucht der Betroffene, seine Trauer oder Verzweiflung darüber zu verleugnen, führt das dazu, dass das Fühlen insgesamt unterdrückt wird. Er wird taub und dumpf und antwortet nicht mehr auf das Leben. Dieser Verlust des Fühlens bedeutet, den Kontakt mit sich selbst zu verlieren.

Beginnt ein Mensch sich mehr und mehr zu isolieren und kann er seinen Alltag nicht mehr bewältigen, braucht er unbedingt professionelle Hilfe. In Extremsituationen können Psychopharmaka eine Hilfe sein, wie bei langanhaltenden schweren Schlafstörungen oder Suizidgefahr. Leider verschreiben Ärzte hierzulande diese Medikamente zu leichtfertig, sogar ohne vorher in einem längeren Gespräch die Situation des Patienten zu hinterfragen und aufmerksam zuzuhören. Antidepressiva unterdrücken nur die Ursache. Es braucht daher gleichzeitig eine einfühlsame psychotherapeutische Begleitung, sonst gerät der oder die Betroffene nach dem Absetzen des Medikaments in die gleiche Krise wie vorher.

PRAXISTIPP

Fühlen lernen

Fühlen und Empfindsamsein können wir lernen. Wenn unsere Wahrnehmung verkümmert ist und wir den Kontakt zu unseren Gefühlen verloren haben, können uns unsere Sinne den Zugang dazu wieder öffnen.

In dem Moment, wo dir bewusst wird, dass du von einem Strom der Gedanken mitgerissen wirst, richte deine Aufmerksamkeit auf deine Sinne. Was hörst du, siehst du, riechst du in diesem Augenblick? Das führt dich zurück in den gegenwärtigen Moment und vertieft die Wahrnehmung.

Häufig sind unsere Sinne überreizt. Die Augen sind durch das Nah-Sehen auf Bildschirm oder Smartphone überlastet, die Ohren erleben oft eine permanente Geräuschkulisse und die Geschmacksnerven werden durch künstliche Aromen in die Irre geführt. Ein »Sinnesfasten«, bei dem wir eine Weile auf diese ganze Überreizung verzichten, bringt uns dazu, kleine Eindrücke wieder wahrzunehmen.

Auf diese Weise lernen wir, andächtig einer Musik zu lauschen, den Duft einer Blume im Herzen zu empfangen, eine Massage zu genießen oder uns an dem Biss in einen saftigen Apfel zu erfreuen. Die Erlebnisfähigkeit wird erweckt, was nichts anderes bedeutet, als wahrzunehmen und zu fühlen, was ringsum und in uns geschieht. Indem wir unsere Augen und alle anderen Sinne öffnen, verjüngen wir unsere Energien und lernen das Leben zu lieben.

Freude, Glück und Heiterkeit

Freude entsteht, wenn wir unser Herz öffnen und uns als lebendiges, empfindsames Wesen erfahren. Sie hat nichts mit der Erfüllung unserer Wünsche und Bedürfnisse zu tun, sondern geschieht aus sich selbst heraus, aus der Freude zu *sein*. Wenn wir erblühen und zu dem werden, der wir in Wahrheit sind, erleben wir einen erfüllenden und tiefgehenden Zustand der Glückseligkeit. Rumi bezeichnete ihn als ein Tanzen des inneren Seins, oder »göttliche Trunkenheit«. Herzensfreude hat damit zu tun, ganz in den gegenwärtigen Moment einzutauchen und ihn bewusst wahrzunehmen. Es ist ein freudvolles Staunen, mit dem wir das Schöne in der Welt entdecken und auf vielen Ebenen mit ihr kommunizieren. Wir sind verzaubert wie ein kleines Kind, von einem nächtlichen Sternenhimmel, dem weichen Fell einer Katze oder einer fernen Musik. Von allem lassen wir uns im Herzen berühren und sind ein Zeuge des Wunders des Daseins.

Die Jagd nach dem Glück

Die Suche nach dem Glück scheint für die meisten Menschen der Sinn ihres Lebens zu sein. Doch was bedeutet Glücklichsein? Glück zu haben und ein anstrengungsfreies Leben zu führen? Ist damit ein anhaltender Zustand von Vergnügen gemeint oder die Fähigkeit, tiefe Freude und Zufriedenheit zu erfahren? Oder ist Glück die Erkenntnis, dass wir wachsen und uns entwickeln?

Oft haben wir eine genaue Vorstellung davon, was Glück bedeutet: reich und erfolgreich zu sein oder *den* Märchenprinzen zu finden, der uns liebt und auf Händen trägt. Oder wir verbinden mit Glück außerordentliche Ereignisse und bewerten sie als Erfüllung aller Ziele, wie den Schulabschluss, eine bestandene Prüfung oder die Hochzeit, den »schönsten Tag im Leben«. Damit kreieren wir illusorische Ideen, wann in ferner Zukunft und unter welchen Bedingungen wir glücklich sein werden.

Doch solche Träume vom großartigen Glück in der Zukunft sind nur ein schaler Ersatz für die fehlende Freude im gegenwärtigen Moment. Wenn uns die Gegenwart trist und trostlos erscheint, können uns solche Fantasien zwar helfen, dem bedrückenden Leben zu entfliehen , wie in dem Märchen von dem unglücklichen Mädchen mit den Schwefelhölzern, das sich mit jedem entzündeten Streichholz in eine heile Welt versetzt. Aber häufig nehmen Träumereien zu viel Raum ein und wir verlieren den Bezug zur Realität.

Unseren Vorstellungen und Illusionen von Glück nachzujagen ist so, als würden wir auf eine Fata Morgana zulaufen. Während wir angestrengt das verführerische Schauspiel am Horizont verfolgen, übersehen wir die wunderschöne kleine Quelle zu unseren Füßen! Glück bedeutet nichts Großartiges und Außergewöhnliches und es hat nichts mit dem zu tun, was wir haben, sondern mit dem, was wir sind. Glück ist auf natürliche Weise da, wenn wir unsere Aufmerksamkeit auf den gegenwärtigen Moment richten, auf unsere Handlungen und inneren Prozesse, und uns in das entspannen, was ist. Wir erleben es in den Augenblicken, in denen wir uns von etwas oder jemandem in unserem Herzen berührt fühlen.

ERFORSCHUNG

Freude, Begeisterung und Glück

- Was macht dich glücklich? Wann fühlst du dich lebendig? Was weckt dein Interesse und inspiriert dich? Wobei spürst du Enthusiasmus und Begeisterung?
- Bist du oft gelangweilt? Wie gehst du damit um?
- Wovon träumst du? Welchen Raum nehmen Träume in deinem Leben ein?

Das Herz und die Zeit

Zeit ist dem Feuerelement zugeordnet. Das Erleben der Zeit ist subjektiv: Wenn wir ganz in unserem Feuer sind, begeistert in unserem Tun und voller Freude, nehmen wir sie gar nicht wahr. Das Zitat von Friedrich Schiller »Dem Glücklichen schlägt keine Stunde« spricht von der Zeitvergessenheit, die wir erleben, wenn wir glücklich sind. Dann sind wir ganz im Moment und die Zeit vergeht »wie im Fluge«. Langweilen wir uns jedoch oder warten darauf, dass etwas Besseres, Größeres geschieht, schleichen die Minuten dahin.

In unserer Gesellschaft hat der Zeitfaktor eine große Bedeutung. In den letzten hundert Jahren haben wir eine deutliche Beschleunigung erlebt. Trotz der vielen Geräte und Maschinen, die dazu dienen Zeit einzusparen, haben wir noch nie so wenig Zeit gehabt wie jetzt. Es wird fast von uns verlangt, dass wir im Zeitraffertempo leben. Dahinter steht der Wunsch nichts zu verpassen und möglichst viel möglichst schnell zu erleben.

»Zeit ist Geld!« Alles orientiert sich an Zeitvorgaben: Schlaf, Essen, Arbeit und dann die dringend benötigte *Aus*- oder *Frei*zeit. Doch das Tempo des modernen Lebens ist ein Feind der Freude. Wer den kleinen Freuden des Lebens nichts abgewinnen kann und sie als »Zeitverschwendung« empfindet, ist derart von dieser Geschwindigkeit betäubt, dass sein Empfindungsvermögen abstumpft. Die Eile, mit der er durchs Leben rast, kreiert Druck. Hektik lässt das Feuer auflodern und erzeugt Hitze, die das Herz verletzt. Was dem Menschen fehlt, sind Gelassenheit und Ruhe. Heilung kann er in der Meditation oder in der Natur finden.

Zeitdruck und Stress der westlichen Zivilisation sind in dem kleinen Büchlein »Der Papalagi«* beschrieben. Hier schildert ein fiktiver Südseehäuptling, wie er den weißen Menschen,

---

* Der Papalagi. Die Reden des Südsee-Häuptlings Tuiavii aus Tiavea, Buchenbach 1920, bis heute zahlreiche weitere Auflagen.

den Papalagi, mit seiner »kleinen, platten, runden Maschine«, von der er die Zeit ablesen kann, erlebt: »Ich sage, dies möchte eine Art Krankheit sein, denn angenommen, der Weiße hat Lust, irgendetwas zu tun, sein Herz verlangt danach, [...] so verdirbt er sich zumeist seine Lust, indem er an dem Gedanken haftet: Mir ward keine Zeit, fröhlich zu sein. Die Zeit wäre da, doch er sieht sie beim besten Willen nicht. Er nennt tausend Dinge, die ihm die Zeit nehmen, hockt sich mürrisch und klagend über eine Arbeit, zu der er keine Lust, an der er keine Freude hat, zu der ihn auch niemand zwingt, als er sich selbst. [...] Und regelmäßig will er morgen tun, wozu er heute Zeit hat.«

Humor, Heiterkeit, Lachen

Humor, Heiterkeit und ein befreites Lachen sind Zeichen einer ausgeglichenen Herzenergie. Lachen trägt das Gefühl von Freude nach außen, es wirkt ansteckend und anziehend. Wir kennen alle das erlösende Gefühl, das ein »Lachanfall« in uns bewirken kann. Lachen ist gesund: Es lockert innere Anspannung, verbessert die Lungenfunktion, gibt dem Gehirn eine Sauerstoffdusche und massiert die inneren Organe. Heiterkeit führt dazu, dass Endorphine (Glückshormone) freigesetzt werden, während die Ausschüttung des Stresshormons Adrenalin vermindert wird. Die Vereinigung »Rote Nasen« bringt durch Clowns mit Spiel und Witz Lebensfreude und Lachen zu kranken Kindern und Erwachsenen. Denn Lachen weckt neue Lebensgeister und heilt! Aus vollem Herzen lachen – das lässt das Herz leicht werden. Ein fröhliches, unschuldiges Lachen zeigt sich vor allem bei Kindern. Sie haben oft einen lachenden Beiklang in der Stimme, wenn sie eine lustige Geschichte erzählen.

Ist die Herzenergie aus dem Gleichgewicht geraten, ist mitunter ein übertriebenes, unverhältnismäßig lautes oder gar unangenehmes Lachen zu vernehmen. Eine Neigung zu kichern kann zum Bestandteil des Klangs der Stimme werden, unabhängig von dem, was der Mensch erzählt, und selbst die traurigste Unterhaltung durchziehen. Nervosität und Unsicherheit werden mit Scherzen überspielt. Dazu kommt häufig eine aufgesetzte, fast zwanghafte Fröhlichkeit: Die unglückliche Seite wird unter Verschluss gehalten, der Welt nur die heitere Seite gezeigt.

Doch auch das Gegenteil kann der Fall sein. Erwachsenen geht häufig ihr Feuer verloren und damit ihr Humor. Bei der Frage »Wann hast du das letzte Mal gelacht?« müssen sie erst nachdenken. Sie sind unfähig, spontan Gefühle der Freude zu erleben, verstehen keinen Spaß und sind durch nichts zu begeistern. Sie nehmen alles sehr ernst und lächeln oder lachen nur selten.

Wasser kontrolliert Feuer

Der Zustand des Wasserelements ist wichtig für das Gleichgewicht im Feuer. Das Wasser dämmt das Feuer ein und wirkt wie eine Kühlflüssigkeit. Ist die Wasserenergie geschwächt, beginnt das Feuer zu lodern und unkontrolliert zu flackern. Der innere Motor läuft heiß und es kommt zu Hitzesymptomen: Der Mensch wird nervös und rastlos. Vielleicht ist er überdreht und flatterhaft, redet ständig über Belanglosigkeiten, kichert über jede Kleinigkeit und wirkt theatralisch oder gar hysterisch. Äußerlich scheint er gut drauf zu sein, doch bei genauerem Hinsehen wirkt er innerlich wie hohl und verloren.

Mit aufgewühlten Gedanken und Gefühlen kann er nicht einschlafen oder sein Schlaf ist unruhig und wenig erholsam. Möglicherweise bekommt er nachts oder auch tagsüber starkes Herzklopfen, die Hände werden feucht und heiß und er beginnt zu schwitzen, besonders in den Achselhöhlen, wo der Herzmeridian beginnt. Dazu kommt ein unablässiger Drang nach Beschäftigung, verbunden mit der Angst vor dem Alleinsein. Dieses »Strohfeuer« kostet eine Menge Energie. Hält es über eine längere Zeit an, tritt neben der körperlichen und geistigen Unruhe gleichzeitig eine Erschöpfung auf.

Hier braucht es die Stille und die Gelassenheit des Wassers*, um die Hitze des Feuers zu lindern, das rasende Herz zu beruhigen, Entspannung zu schenken und zu einer friedlichen Herzenswärme zurückzufinden. Die Beziehung dieser beiden Elemente kann man mit einer brennenden Kerze vergleichen, wobei das Wachs dem Wasser entspricht und die Flamme dem Feuer. Solange genügend Wachs vorhanden ist, brennt die Kerze ruhig und gleichmäßig. Ist die Kerze jedoch herunter gebrannt, beginnt die Flamme zu flackern und das Feuer wird unruhig.

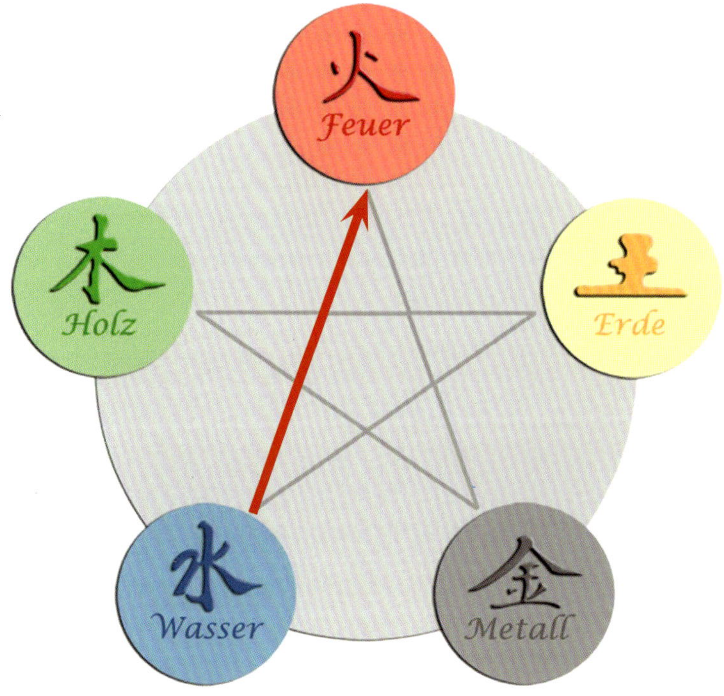

* Wie man das Wasser stärkt, haben wir in unserem Buch »Alles Gute für die Nieren« ausführlich beschrieben.

Das Perikard
Beschützer des Herzens

Das Perikard ist der Herzbeutel, die Faszienhülle, die das Herz umgibt. Als Wächter des Herzens hat es die Aufgabe, auf das Herz aufzupassen und es vor Bedrohungen zu schützen. Damit das Oberhaupt nicht verletzt oder abgelenkt wird, werden alle Herzensangelegenheiten zunächst an das Perikard herangetragen. Wie ein Leibwächter schirmt es das Herz vor unerwünschten Annäherungen ab und hält Aufregung von ihm fern. Es wirkt wie ein Puffer, der die Hauptwucht eines jeden Angriffs auf das Herz abfängt, die Verletzungen und den Kummer. Dadurch verhindert es, dass alles ungefiltert auf das Herz einströmt und wir uns etwas zu sehr »zu Herzen nehmen«.

Offenheit und Schutz

Gleichzeitig unterstützt uns das Perikard dabei, Nähe und Intimität zuzulassen. Wir sind fähig, Beziehungen in unterschiedlicher Intensität einzugehen: freundliche Beziehungen zu Nachbarn und Arbeitskollegen, innige Freundschaften, eine intime Beziehung zu einem Lebenspartner, je nachdem.

Vertrautheit, Liebe und Intimität können nur geschehen, wenn wir uns erlauben, unser ursprüngliches Gesicht zu zeigen und verletzlich zu sein. Dann sind wir bereit mitzuschwingen, uns ganz auf jemanden oder etwas einzulassen, ohne dass wir uns dabei selbst verlieren. Es kann das Gefühl entstehen, auf positive Weise zu »verschmelzen«, mit einem anderen Menschen, mit Bäumen und Tieren, mit der Musik, in der Meditation, beim Tanz, im Sex ...

Gesunde Grenzen und Intimität

Unser Herz zu öffnen bedeutet jedoch nicht, jederzeit alle Grenzen fallenzulassen. Mit einem gesunden Perikard spüren wir, wann es angebracht ist Zutritt zu gewähren und wann es gut ist sich zu schützen. Freunde und Vertraute werden hereingelassen, feindselige Bittsteller abgewiesen. Wir brauchen beides: die Fähigkeit, uns anderen anzuvertrauen und Nähe herzustellen und uns dann ganz natürlich wieder aus der Verbundenheit zu lösen und ins Alleinsein zu wechseln. Das ist die große Kunst: empfindsam und verletzlich zu sein und gleichzeitig stark, um heilsame Grenzen zu setzen. Wir bedürfen des Schutzes *und* der Nähe. Es ist genauso ungesund, gleich alle Schutzwälle fallenzulassen und unreflektiert allem die Tür aufzumachen wie sie automatisch von vornherein zu verschließen.

Gesunde Grenzen sind nicht in Stein gemeißelt. Es geht nicht darum, einen Abwehrpanzer zu bilden, der jeden fernhält. Eine gesunde Schranke ermöglicht es uns, in einer geschützten Atmosphäre aufgeschlossen und empfänglich zu sein und Verbundenheit und Freundschaft zuzulassen. Viele Menschen haben jedoch in ihrer Vergangenheit, meist in der Kindheit, erlebt, dass in ihrer Offenheit ihre Grenzen verletzt und überschritten wurden. Dadurch werden sie dünnhäutig und sind negativen Situationen hilflos ausgeliefert.

Grenzen zu setzen, können wir erlernen. Es beginnt damit, uns unseres Körpers und unserer Bedürfnisse bewusst zu werden. Indem wir unsere Mitte stärken und eine innere Kraft entwickeln, wächst die Fähigkeit, Nein zu sagen, wenn wir etwas nicht möchten.

Empfindsam, verletzlich, schutzlos

Das Perikard schenkt uns Empfindsamkeit, feine Fühler, mit denen wir intuitiv Stimmungen erfassen können. Es lässt uns das

Leben erfühlen, es mit dem Herzen spüren. Mit einem starken Perikard können wir auf natürliche Weise mit anderen in Resonanz gehen und mit ihnen mitschwingen, ohne dass wir dabei den eigenen Rhythmus verlieren. Wir haben immer wieder den Mut, uns im Innersten berühren zu lassen, verletzlich zu sein und uns »nackt« zu zeigen. Verletzlichkeit ist die Tür zu Intimität und dazu, authentisch zu sein. Dafür braucht es keinen wehrhaften Schutzpanzer, sondern eine Stärke im Inneren und ein vertrauensvolles Herz.

Ist unsere Perikardenergie geschwächt, vermögen wir keine klaren Grenzen zu ziehen. Mit einer hohen Empfindsamkeit und gleichzeitig fehlendem Schutz ist das Herz vermehrt den Einwirkungen von außen ausgesetzt und wir nehmen uns alles zu sehr zu Herzen. Wir sind hochsensibel, überempfindlich und zu zart besaitet für diese Welt. In diesem Zustand sind wir äußerst verletzlich und nehmen alles persönlich. Harmlose Äußerungen empfinden wir als Angriff. Die leiseste Kränkung, wenn wir uns beispielsweise nicht gesehen fühlen oder irrtümlich übergangen werden, führt zu einer schmerzlichen Verletzung des Herzens.

Derart dünnhäutig sind wir besonders anfällig für eine Reizüberflutung. Wir können nicht mehr zwischen den eigenen Gefühlen und denen anderer unterscheiden und nehmen unbewusst Stimmungen auf, die nicht die unseren sind. Das, was im Gegenüber geschieht, gelangt ungefiltert ins eigene Herz. Das bedeutet eine ständige Überreizung, wodurch wir sehr emotional auf äußere Einflüsse reagieren. Wir sind schnell von Kontakten überfordert oder haben das Gefühl, von der Außenwelt überschwemmt zu werden.

Oft bleibt uns dann nichts anderes übrig, als uns in unser Schneckenhaus zurückzuziehen. Wenn uns immer wieder etwas zu sehr zu Herzen geht, brauchen wir das Alleinsein, um uns selbst wieder zu spüren. Wir benötigen ein Umfeld, das uns

Schutz und Sicherheit bietet. Dann können wir uns behutsam und in kleinen Schritten wieder der Welt öffnen. Auf diese Weise lernen wir, dass unser Herz verletzlich sein kann und gleichzeitig stark.

ERFORSCHUNG

Empfindsam und verletzlich sein

- Kannst du Nähe und Vertrautheit zulassen, Menschen nah an dich heranlassen, dich gefühlsmäßig öffnen? Fällt es dir leicht, Gefühle und Zärtlichkeiten zu empfangen?
- In welchen Momenten hast du ein empfindsames, offenes Herz? Wann erlaubst du dir verletzlich zu sein?
- Hast du mitunter das Gefühl, dein Herz beschützen zu müssen? Wann sind deine Grenzen verletzt worden? Musst du sie deswegen heute besonders verteidigen?
- Kannst du in deinen Beziehungen du selbst bleiben, ohne dich zu verlieren? Fällt es dir leicht, dein Herz offenzuhalten, ohne überflutet zu werden?

Liebeskummer und Abwehrstrategien

Unsere Beziehungen haben einen großen Einfluss auf die Gesundheit von Herz und Perikard. Unglückliche Liebesbeziehungen, in denen wir zurückgewiesen oder verlassen werden, können unser Herz »brechen«. Emotionale Belastungen von hoher Intensität können sich wie ein kleiner Herzinfarkt anfühlen.

Liebeskummer ist immer schmerzhaft. Alles verliert vorrübergehend seinen Sinn und die innere Sonne strahlt nicht mehr. Es gibt jedoch Beziehungen, in denen wir so sehr auf den »geliebten« Menschen fixiert sind, dass wir uns selbst dabei verlieren.

Dann wird aus dem tiefen Kummer eine existenzielle Bedrohung. Das Gefühl, ohne den anderen nicht leben zu können, wird als Co-Abhängigkeit bezeichnet. Sie macht das Herz eng und lässt Verlustangst und Eifersucht entstehen.

Liebeskummer kann auch dazu führen, dass wir nicht mehr bereit sind, uns für die Liebe öffnen. Wenn wir nach unzähligen Ablehnungen, Zurückweisungen und Enttäuschungen den Schmerz nicht mehr fühlen wollen, macht das Perikard »die Schotten dicht«. Es bildet eine Verhärtung, einen Panzer, um das Herz und schließt es hermetisch ab. Es ist so, als würde der Beschützer des Herzens Stein um Stein eine Mauer errichten, durch die wir nichts mehr hereinlassen und nichts mehr spüren. Dieser Schutzwall hat uns möglicherweise in dem Moment des größten Schmerzes das Leben gerettet. Doch er führt dazu, dass sich das Perikard immer mehr zusammenzieht und im Laufe der Zeit hart und undurchdringlich wird.

Das hat bittere Folgen, denn dadurch verschließen wir uns auch vor Kontakt und Freundschaft. Der seelische Panzer bewahrt uns zwar vor Verletzungen, verhindert aber auch, dass wir uns von Zuwendung und Liebe berühren lassen. Eine ausgeprägte Schutzfunktion hält uns davon ab, andere an uns heranzulassen und Beziehungen einzugehen. Es fällt uns schwer, Gefühle und Zärtlichkeiten zu empfangen, denn eine intime Vertrautheit scheint zu gefährlich zu sein. Wir verzichten lieber darauf, als uns erneut dem Risiko auszusetzen, abgelehnt, übersehen oder betrogen zu werden. Es ist ein wenig lebendiger, zusammengezogener, kalter Zustand.

Daraus resultieren Einsamkeit und das schmerzliche Gefühl, nicht dazuzugehören. In Beziehungen errichten wir schnell eine Abwehrschicht und verschließen uns. Dafür gibt es viele Strategien: Wir verhalten uns feindselig, ziehen uns zurück, trennen uns, bevor wir verlassen werden könnten, »verlieben« uns immer wieder neu, ohne uns je wirklich auf die Liebe einzulassen, oder wir verlieben uns erst gar nicht. Durch all das vermeiden wir, verletzlich zu sein. Auf diese Weise verkümmert das Gefühlsleben. Wir werden unsensibel und haben Schwierigkeiten, uns in andere Menschen einzufühlen. Die eigenen Empfindungen wahrzunehmen, zu spüren und uns berühren zu lassen – all das wird geschwächt. Feindseligkeit und Verbitterung können sich in uns einschleichen.

Heilung finden wir, wenn wir bereit sind, dem tiefen Schmerz mit liebevoller Freundlichkeit zu begegnen, ihn zu erfahren und anzunehmen. Dann beginnt die Schutzschicht, die sich wie kaltes Eis um unser Herz gelegt hat, wieder zu schmelzen. Meist gelangt sie über Tränen nach außen. Dieses Wunder geschieht im Herzen und gibt tiefen Frieden und innere Weite. Falls wir die Freundlichkeit und das Mitgefühl für uns selbst nicht aufbringen können, ist es gut, einen Begleiter oder eine Therapeutin zu suchen, die uns dahin führt.

ERFORSCHUNG

Liebeskummer und Herzschmerz

- Spürst du alte Wunden in deinem Herzen? Welche Verletzungen sind hier noch nicht verheilt?
- Was tust du, um diesen Schmerz nicht zu fühlen und nicht wieder verletzt zu werden?
- Hast du als Schutz vor Ablehnung eine Mauer um dein Herz errichtet? Schützt du dich vor Nähe, um nicht erneut verletzt zu werden?
- Wie funktionieren deine Abwehr und deine Verteidigung? Machst du dicht? Weist du andere zurück? Oder suchst du dir einen Ersatz für die Liebe, in einer ständigen Beschäftigung, Einkaufen, Alkohol oder Zucker ...?

Freude und Leichtigkeit – »Das Leben tanzen«

Das Perikard schenkt uns eine fröhliche Lebendigkeit, ein Lebensgefühl wie ein leichtfüßiger Hüpfer auf dem Weg. Wir fühlen uns wie frisch verliebt und betrachten den grauen Alltag in einem ganz neuen Licht. Alles kommt uns heiter und beschwingt vor, wir sind leicht zu begeistern.

In einem natürlichen Zustand ist Freude eine spontane Antwort auf das Leben. Sie erwärmt unser Herz, verjüngt und energetisiert. Freude zaubert uns ein Lächeln ins Gesicht und strahlt nach außen. Zu dieser fröhlichen Wärme fühlen sich andere Menschen spontan hingezogen. Frohsinn und Enthusiasmus sind ansteckend, das »menschliche Feuer« breitet sich aus und überträgt sich auf die Umgebung.

Wenn wir Freude und Leichtigkeit zu unserem Kompass machen, tun wir die Dinge, die uns wahrhaft guttun und Erfüllung in unser Leben bringen. Freude hat eine große Transformationskraft. Eine einfache Mahlzeit, mit Lust und guter Stimmung zubereitet und genossen, wird zu einem Festmahl. Eine Arbeit, die wir mit Begeisterung tun, macht uns glücklich. Sie geht uns leichter von der Hand als das, was wir als Pflicht empfinden und wofür wir unsere ganze Willenskraft aufbringen müssen, um es zu erledigen. Wenn wir mit Freude an eine Aufgabe herangehen, werden dadurch Glückshormone freigesetzt, die das Ergebnis verbessern. So wird die Pflicht zum Vergnügen.

Ganz besonders für Menschen, die ihr Leben als Stress und Belastung empfinden, ist es wichtig, die Aufmerksamkeit auf die Freuden des Daseins zu richten. Das geschieht, indem wir uns den kleinen Dingen des Lebens zuwenden und erkennen, wie viele kostbare Geschenke jeder Augenblick für uns bereithält. So wird Freude zu einem Funken, der alles verändert.

Spaß, Vergnügen und emotionale Achterbahn

Trotz aller Anregung und Erregung der Sinne und des Gemüts durch die modernen Medien und die Unterhaltungsindustrie scheint bei vielen Menschen die fröhliche Leichtigkeit verloren zu gehen. Mit all den Enttäuschungen und Desillusionierungen, die mit dem Erwachsenwerden einhergehen, verlieren sie den Zugang zur Unbeschwertheit und fühlen sich dadurch sehr alt. Freude kommt ihnen wie ein vergessenes Spielzeug aus der Kindheit vor. Ihr Alltag wirkt eher düster und grau, ihr Herz verkümmert, es gleicht einem unbewohnten Haus, in dem es kalt und ungemütlich ist.

Aus dieser Freudlosigkeit entsteht leicht das Verlangen nach schnellem Vergnügen und Spaß. Die Befriedigung wird im Außen gesucht, Konsum und Unterhaltung sollen helfen sich lebendig zu fühlen. In dem Versuch, die Löcher der eigenen Unzufriedenheit und Sinnentleerung zu stopfen, können Süchte entstehen, eine Abhängigkeit von Stimulanzien wie Alkohol oder aufputschenden Drogen. Vielleicht suchen wir auch Ablenkung in der Beschäftigung mit unserem Smartphone oder machen exzessives Einkaufen zu unserer Sucht. Oder unser Leben ist angefüllt mit fieberhafter Aktivität, wir sind süchtig nach berauschenden Partys, wo Leichtigkeit durch Oberflächlichkeit ersetzt wird, echte Nähe durch zu viele unverbindliche Kontakte, wo wir statt einem erfüllenden Wohlgefühl Ablenkung und Zerstreuung erleben. Dabei verausgaben wir uns und sind hinterher entsprechend ausgelaugt.

Die Abhängigkeit oder Sucht von künstlichen »Freudemachern« führt zu Aufregung und ist charakterisiert durch Rastlosigkeit und Ungeduld. Es entsteht eine übertriebene, fast manische Hochstimmung, als wäre man high. Für viele Menschen ist dieser Zustand das Ziel, und sie verwechseln ihn mit wirklicher

Freude. Diese Euphorie, die mitunter hysterische Züge annehmen kann, kurbelt unser Feuer zwar kurzfristig an, aber es raubt uns Energie und brennt uns aus. Das ähnelt einem Zustand, in dem wir zu viel Kaffee getrunken und zu wenig geschlafen haben. Die Medien fördern diese Sucht nach Erregung, denn sie verkauft sich gut. Es gibt so viel Werbung, die uns weismachen will, dass *dieses* Auto, *dieses* Getränk oder *dieses* Parfüm unser Leben aufregender macht! Ein Begehren oder unbedingtes Habenwollen von solchen Dingen, von Menschen oder Erlebnissen erschöpft das Herz.

Wenn es von außen keinen Input mehr gibt, folgt auf den Höhenflug zwangsläufig ein Absturz. Das Hochgefühl verpufft wie heiße Luft. Es flaut genauso schnell ab, wie es ausgebrochen ist, und wird von einem Gefühl der Leere und Sinnlosigkeit abgelöst. Wenn all unsere Fühler nur nach außen ausgerichtet sind, begeben wir uns in eine Abhängigkeit, die zu einer emotionalen Unbeständigkeit führt: Ein ersehnter Anruf versetzt uns in einen Zustand von Glückseligkeit, eine Absage hingegen löst tiefstes Leid aus. Es ist eine emotionale Achterbahnfahrt: Jemand macht dir ein Kompliment und du bist im siebten Himmel. Im nächsten Moment wirst du nicht beachtet und dein Selbstwertgefühl fällt wie ein Kartenhaus in sich zusammen. Himmelhoch jauchzend – zu Tode betrübt, die Stimmung schwankt wie ein Fähnchen im Wind.

Dieses Auf und Ab der Gefühle erleben die meisten Menschen in ihrer Pubertät, wenn das sexuelle Feuer erwacht. Es ist eine Zeit, in der die Röte schnell ins Gesicht steigt, die Jugendlichen sich schnell verlieben, und – vor allem die Mädchen – sich viel und meist theatralisch darüber unterhalten und andauernd kichern. Ein gesundes Herz hingegen beschert uns eine emotionale Ausgeglichenheit.

Berührung und Zärtlichkeit – »Glück teilen«

Die Meridiane von Herz und Perikard öffnen sich in die Hände, mit denen wir andere Menschen berühren und umarmen können. Wenn uns das Herz überfließt, haben wir manchmal den Wunsch, die Arme auszubreiten, um die ganze Welt willkommen zu heißen und zu umarmen.

Berührung ist die fundamentalste Form der Kommunikation. Sie erfüllt einen wichtigen Teil unserer menschlichen Bedürfnisse und macht uns glücklich. Sie bringt uns stärker in Verbindung mit anderen und mit uns selbst, wir bestätigen dadurch Freundschaft und Liebe. Das Herz wird leicht durch Berührung, über Zärtlichkeit kann es Heilung erfahren. Die Art und Weise, wie und wie oft wir als Kind gestreichelt werden, hat Einfluss darauf, wie sehr wir uns geliebt und wie sicher wir uns fühlen. Zärtlichkeit ist eine einfache Möglichkeit Glück zu erfahren und zu teilen. Eine Umarmung sagt uns: »Du bist mir wichtig, ich kümmere mich um dich.« Auch wenn sich manche Menschen gegen Umarmungen

PRAXISTIPP

Umarmen

Umarmen ist eine wunderbare Übung für Herz und Perikard. Stelle dabei einen wirklichen Kontakt her und spüre die Verbindung nicht nur im Herzen, sondern auch im Bauch und Becken, ziehe das Becken nicht nach hinten weg! Verweile hier, entspanne dich in die Position hinein und atme ruhig und tief. Manchmal entsteht in der Entspannung eine weiche Bewegung oder du hast das Gefühl, mit dem anderen zu verschmelzen. Horche nach innen und nimm wahr, wie du dich dabei fühlst. Kannst du es dir erlauben, gehalten zu werden? Oder bist du es gewohnt, immer dem anderen Halt zu geben? Dann lasse bewusst los.

sträuben, liegt darunter meist doch ein großes Bedürfnis, berührt und gehalten zu werden.

Empfinden wir Zuneigung, breitet sich unsere innere Wärme nach außen hin aus und gibt uns das Verlangen nach körperlichem Kontakt. Es ist ein expandierender Zustand im Körper, bei dem sich die peripheren Blutgefäße erweitern und der Blutfluss verstärkt an die Oberfläche gelangt. Die Muskulatur ist weich und entspannt. Fehlt es uns hingegen an Wärme, haben wir möglicherweise Schwierigkeiten, Zuneigung zu erfahren oder zu zeigen.

Intimität und Sex

Sex kann die intime Beziehung zweier Menschen vertiefen und ein wesentlicher Schlüssel zur Liebe sein. Dafür braucht es ein gesundes Perikard, das Liebe und Lust verbindet und uns die Freude an der Sexualität schenkt. Es gibt uns das Feuer, das wir benötigen, um sexuell empfänglich zu sein. Mit einem starken Beschützer des Herzens können wir uns unserem Liebespartner oder unserer Partnerin gegenüber öffnen, uns hingeben und mit ihm oder ihr verschmelzen. Dann wird aus der sexuellen Begegnung mehr als ein rein körperliches Erlebnis, das dem Ablassen von Spannung dient. Sie wird zu einer tiefen, innigen Erfahrung, in der Nähe und Vertrautheit entstehen. Das Perikard wird mitunter auch als »Kreislauf-Sexualität« bezeichnet.

Ist die Perikardenergie verletzt, fehlen uns Wärme und Freude, nicht nur in unserem Leben, sondern auch in der Sexualität. Es fällt uns schwer, eine intime Beziehung einzugehen und wir wirken gefühlsmäßig und sexuell eher unterkühlt.

Herzschlag und Kreislauf

Im Verständnis der TCM reguliert das Perikard Herzschlag und Herzfrequenz. Es sorgt für die Zirkulation des Blutes, wodurch der ganze Körper bis in die Peripherie durchblutet wird. Ist seine Funktion geschwächt, kann sich das in einem hohen oder auch in einem niedrigen Blutdruck äußern. Bluthochdruck ist ein Zeichen für Anspannung und Enge. Er belastet das Herz und kann langfristig zu schwerwiegenden Schäden des Gefäßsystems führen. Oft entstehen Ablagerungen, die die Adern verstopfen (Arteriosklerose), wodurch sich der Druck noch mehr erhöht. Dann sind die Straßen, durch die das Leben strömt, wie bei einem Stau im Straßenverkehr nur noch eingeschränkt passierbar. Ein erhöhter Blutdruck, der dauerhaft über dem Wert von 140/90 mmHg liegt, ist der größte Risikofaktor für einen Herzinfarkt.

Mit einem niedrigen Blutdruck ist der Kreislauf zu schwach, um die Extremitäten richtig zu versorgen, was zu chronisch kalten Händen führen kann. Auch der Kopf wird nicht ausreichend durchblutet, erkennbar an einem blassen Gesicht und einer Neigung zu Schwindel.

Unsere Gefühle haben einen enormen Einfluss auf das Herz und den Kreislauf. Egal welche Emotion erlebt wird, sie führt immer zu einer Veränderung des Herzschlages und der Durchblutung. Wird das Herz zu sehr angeregt, erregt oder aufgeregt, dann steigen Puls und Blutdruck. Das passiert bei Aufregung, Freude, Lampenfieber, sowie bei Angst oder Gefahr. Auch der Schulmedizin sind die Auswirkungen von emotionalem Stress auf das Herz bekannt. Die Stress-Kardiomyopathie, die ähnliche Symptome aufweist wie ein Infarkt und durch Kummer verursacht wird, nennt sie »Broken-Heart-Syndrom«.

Herzrhythmusstörungen, Herzklopfen und Herzrasen sind Zeichen eines aus dem Gleichgewicht geratenen Beschützers des Herzens, der Erregungs- und Aufregungszutände nicht mehr vom Herzen fernhalten kann. Herzinfarkt und Herzversagen sind dann die letzten, dramatischen Symptome und ein Hilferuf, wenn Herz und Perikard die Belastungen nicht mehr ertragen.

Der Dünndarm
Klarheit und Assimilation

Der Dünndarm ist mehr als nur ein wichtiges Resorptionsorgan. Auf der körperlichen Ebene erhält der Dünndarm vom Magen einen vorverdauten Nahrungsbrei, dem er durch weitere Aufspaltung klare Säfte entzieht. Diesen ganzen Prozess der Umwandlung in eine verwertbare Form und der Aufnahme in den Körper bezeichnet man als Assimilation.

Dabei übernimmt der Dünndarm eine zentrale Filterfunktion und trennt »reine«, verwertbare von »unreinen«, unverwertbaren Substanzen. Die kostbaren reinen Nährstoffe werden aufgenommen, die unbrauchbaren unreinen Abfallprodukte zur Entsorgung an den Dickdarm und die Blase weitergeleitet, wo sie ausgeschieden werden. Um diese Filterfunktion ausüben zu können, muss der Dünndarm analysieren, um was es sich bei dem Aufgenommenen handelt, und erkennen, was einverleibt werden soll, wie die Tauben im Märchen von Aschenputtel: »Die Guten ins Töpfchen, die Schlechten ins Kröpfchen.«

Diese unterscheidende Funktion des Dünndarms erstreckt sich auch auf die geistige und seelische Ebene. Hier gilt es ebenso, die wichtigen Teile herauszufiltern und sie aufzunehmen und die unbrauchbaren auszuscheiden. Es braucht ein gutes Urteilsvermögen, um zu erkennen, was relevant ist und benötigt wird, und was unwichtig oder gar schädlich ist. Der Dünndarm sortiert die vielen Impulse, ordnet sie ein, sondert aus der Fülle von Eindrücken, Erlebnissen, Gedanken und Ideen das Wertvolle heraus und macht es zu einem Teil von uns selbst. Dann erhält unser Geist Informationen, die »rein« sind und unseren Bedürfnissen entsprechen.

In dieser Funktion ist der Dünndarm eng mit dem Herzen verbunden, denn er schafft damit die Grundlage für die Klarheit des Geistes. Ohne diese Klarheit verliert das Herz seine Kraft, uns im Leben richtig zu führen, denn ein vernebelter oder überfrachteter Geist kann uns nur in die Irre leiten.

Mit einer starken Dünndarmenergie haben wir eine gute Auffassungsgabe und eine schnelle, präzise Wahrnehmung. Wir können Informationen analysieren und einordnen, Verknüpfungen herstellen, uns aufmerksam einer Sache widmen und uns ernsthaft damit auseinandersetzen. Wir behalten den Überblick und ziehen bei Bedarf klare Trennlinien. Wir setzen Prioritäten und kommen auf den Punkt. Dadurch können wir gut lernen, erfassen und integrieren. Der Dünndarm gilt auch als das Sprachrohr des Herzens. Er entscheidet, was in diesem Moment zu sagen ist – mit der Liebe und dem Mitgefühl des Herzens, aber auch klar und ehrlich mit der Kraft des unterscheidenden Dünndarms. Er hört genau zu und findet dann die richtigen Worte. Er kann abschätzen, ob sie allgemein oder intellektuell und anspruchsvoll sein müssen, um für den Zuhörer verständlich zu sein.

In der heutigen Zeit wird dem Dünndarm nicht nur ernährungstechnisch zu viel zugemutet durch eine unübersichtliche Flut von Zutaten, Inhaltsstoffen und genetisch veränderten Nahrungsmitteln. Es gibt auch Unmengen von minderwertiger geistiger Nahrung, die er als Sondermüll aussortieren muss. Wir werden geradezu überflutet von einem endlosen Strom von Eindrücken, Informationen und Meinungen, die keinerlei Bedeutung für uns haben. All das setzt den Dünndarm unter Druck.

Ist die Dünndarmenergie geschwächt, haben wir Schwierigkeiten Ordnung in unser Leben zu bringen. Wir sind nicht in der Lage zu unterscheiden, was für uns wichtig ist und was nicht. Hält dieses Durcheinander längerfristig an, sammeln sich Abfallprodukte an, die eigentlich ausgeschieden werden sollten, und es kommt zu »Verunreinigungen« in Darm und Kopf. Körper und Geist werden von unreinen Nahrungsmitteln und wertlosen oder gar schädlichen Informationen überschwemmt. Zuviel Input auf allen Ebenen!

Körperlich führt das dazu, dass der Dünndarm Nahrungsbestandteile aufnimmt, die er nicht verträgt, und andere unverdaut ausscheidet, die für den Körper wertvoll wären. Wenn das Trennen von Wesentlichem und Unwesentlichem im Geist nicht funktioniert, wird das Bewusstsein getrübt, es entsteht eine geistige und emotionale Verwirrung. Wir sind nicht in der Lage, uns länger auf eine Sache zu konzentrieren und werden leicht abgelenkt. Es bereitet uns große Mühe zu fokussieren, die Gedanken schweifen schon nach wenigen Minuten Aufmerksamkeit ab. Es fällt uns schwer, Prioritäten zu setzen, und verlieren uns in unwichtigen Details. Da es uns schwerfällt zuzuhören, treten Verständnisschwierigkeiten auf. Selbst wenn eine Sache mehrfach wiederholt wird, verstehen wir sie einfach nicht.

Unser Geist gleicht dann einem unordentlichen Schreibtisch, auf dem alle Papiere durcheinander liegen und Briefe, Rechnungen und Notizen unsortiert aufeinandergestapelt sind. Uns fehlt der Überblick in diesem Chaos. Hier braucht es eine Klarheit in der Lebensführung und in der körperlichen und geistigen Ernährung, um Schlackenstoffe auf allen Ebenen zu vermeiden. Bei der Nahrungsaufnahme können wir dem Dünndarm Arbeit abnehmen, indem wir dem Körper nur verwertbare Bestandteile zuführen und alles andere weglassen. Um im Geist Klarheit zu gewinnen und einen besseren Überblick über unser Leben zu bekommen, kann es hilfreich sein, all das, was uns durch den Kopf geht, aufzuschreiben. Dazu gehört auch, Muster aus der Vergangenheit aufzuarbeiten und zu lösen.

Der Dreifache Erwärmer Koordination und Abwehrkraft

Dem Dreifachen Erwärmer sind ein Meridian und vielfältige Funktionen des Stoffwechsels zugeordnet, es gibt jedoch kein entsprechendes Organ. Er ist verantwortlich für das Heizungssystem des ganzen Körpers. Sein Name leitet sich von der Vorstellung ab, dass der Körper in drei Brennräume oder Öfen unterteilt ist. Jede der drei Wärmekammern ist mit bestimmten Abschnitten des Körpers verbunden und für lebenswichtige Vorgänge zuständig. Der Dreifache Erwärmer koordiniert diese Funktionsräume untereinander und sorgt für eine optimale Zusammenarbeit der Organe. Es braucht ein gesundes, ausgeglichenes Zusammenspiel der drei Körperhöhlen, damit die Atmungs-, Kreislauf-, Verdauungs-, Ausscheidungs- und Sexualfunktionen zu einem harmonischen Ganzen vereinigt werden können.

Der Obere Erwärmer im Brustkorb ist der Wohnort von Herz und Lunge, wo Atmung und Herzschlag stattfinden. Diese oberste Kraftquelle gewinnt Energie über die Atmung und ist für den Blutkreislauf zuständig. Das ist die Funktion des »Empfangens«.

Im Mittleren Erwärmer im Oberbauch befinden sich die Verdauungsorgane Magen, Milz-Pankreas, Leber, Gallenblase. Hier geschieht die Verdauung und wird die Nährenergie erzeugt. Das ist die Funktion des »Reifens und Fermentierens«.

Der Untere Erwärmer liegt im Unterbauch und Becken und ist für die Sammlung und Ausscheidung der Abfallstoffe zuständig. Blase, Dünn- und Dickdarm sind hier zuhause. Das ist die Funktion des »Ausscheidens«. Diese dritte Kraftquelle dient außerdem der Fortpflanzung und gilt mit den Nieren als der Speicher der Ursprungsenergie. Sie liefern das Basis-Feuer, das die darüberliegenden Brennräume mit seinen Organen und damit den ganzen Menschen erwärmt.

Für die Erfüllung der Aufgaben braucht es in allen drei Bereichen Wärme und Energie. Der Dreifache Erwärmer hält die Temperatur für das ganze System auf einem optimalen Stand, jedes Organ bekommt das, was es nötig hat, um optimal zu funktionieren. Er reguliert die Wärme entsprechend den Anforderungen der jeweiligen Situation und richtet sie immer wieder neu aus. Wenn die äußeren und inneren Bedingungen sich verändern, stellt er darauf abgestimmt ein inneres Gleichgewicht her. Genauso wie wir in einem Haus mit mehreren Etagen die Temperatur regeln und für ein angenehmes Raumklima in jedem Zimmer sorgen, reguliert der Dreifache Erwärmer die Wärme- und Energieverteilung im Körper und sorgt dafür, dass alle Organe sich wohlfühlen und reibungslos ihre Arbeit tun können.

Ist seine Funktion gestört, kann es in manchen Körperbereichen an Wärme fehlen, während es in anderen zu Hitzezeichen kommt. Doch ohne die geeignete Wärme können die entsprechenden Organe ihre Aufgaben nicht mehr ausreichend erfüllen. Besonders in Belastungssituationen ist eine optimale Zusammenarbeit der drei Kammern die Grundlage für die Fähigkeit des Menschen sein Gleichgewicht zu wahren, was auch Voraussetzung für ein gut funktionierendes Immunsystem ist.

Der Dreifache Erwärmer trägt zu einer guten körperlichen und seelischen Widerstandskraft bei. Er unterstützt die Lunge in der Verteilung der Abwehrenergie. Er macht uns im Umgang mit anderen Menschen widerstandsfähig gegenüber Grenzüberschreitungen und Verletzungen. Mit einer starken Abwehrenergie prallen unerwünschte Einflüsse an unserem Schutzschild ab.

Meridiane und Körperzonen

Die Chinesische Medizin betrachtet ein Organ als einen Funktionskreis, dem neben der Organfunktion auch verschiedene Körperbereiche und der Gefühlszustand zugeordnet sind. Die körperliche, emotionale und geistige Verfassung eines Menschen spiegelt sich im energetischen Zustand seiner Organe wider und drückt sich in den Meridianen aus. Die Hauptäste dieser Energiebahnen verlaufen an der Oberfläche des Körpers, wo wir sie berühren und massieren können. Hier befinden sich auch die Akupressurpunkte. Die inneren Verläufe in den tieferliegenden Geweben nehmen Kontakt auf mit den Organen, Knochen und Muskeln, Nerven- und Blutbahnen und verbinden letztlich mit feinsten Verästelungen jede Zelle des Körpers.

Anhand der Meridiane und dem Zustand der zugeordneten Schlüsselzonen und Sinnesorgane lässt sich erkennen, inwieweit wir die mit den Organen verbundenen Themen in unser Leben integriert haben. Sie sind wie eine Landkarte, mit der wir uns selbst entdecken und unsere Stärken wie auch unsere Schwächen erfassen können, um dann Möglichkeiten zu finden, alles wieder ins Gleichgewicht zu bringen. Alle zwölf Organmeridiane verlaufen symmetrisch auf beiden Seiten des Körpers.

Akupressur und Meridianmassage

Akupressur und Meridianmassage bewegen die Lebensenergie. Die Akupressurpunkte werden mit Daumen oder Zeige- und Mittelfinger gehalten oder massiert, so kräftig, dass es für dich deutlich spürbar ist. Atme tief und gleichmäßig in den Bauch und richte deine Aufmerksamkeit auf den Punkt. Nimm das innere Geschehen wahr, im Körper und in deinen Empfindungen.

Du hast einen Punkt lange genug gehalten, wenn du fühlst, dass

- das Gewebe an dieser Stelle und darum herum weicher und durchlässiger wird,
- die Druckempfindlichkeit oder der Schmerz weniger werden und
- du ein gleichmäßiges, kräftiges Pulsieren ertastest.

Die Meridianmassage lockert verklebte Strukturen im Bindegewebe, verbessert die Durchblutung, löst Schlackenstoffe, entspannt verkürzte, steife Muskeln, hält das Gewebe geschmeidig und beugt dadurch Verletzungen vor. Regelmäßig, möglichst täglich angewendet, erhöht das die Wirkung deutlich.

Die Meridiane liegen in weiten Teilen in den oberflächlichen Faszien*. Viele der hier gezeigten Techniken sind mit der Faszienmassage verwandt. Lege dich für die Massage auf einen Futon oder eine Yogamatte, führe die Bewegungen langsam durch und bleibe dabei ganz entspannt.

Für die Massage benötigst du eine Faszienrolle, einen kleinen Ball (wie zum Beispiel einen Tennis- oder Hundeball) und einen kleinen Flummi. Die Härte der Rolle und der Bälle sollte für dich angenehm sein. Als Rolle kannst du eine Pilates- oder eine spezielle Faszienrolle verwenden. Die häufig angebotene Black Roll ist für die meisten Menschen zu hart und nimmt dadurch die Freude am Üben.

Die Selbstbehandlung sollte nicht durchgeführt werden bei allen akuten und ungeklärten Symptomen oder nach frischen Operationen. Viele der genannten Symptome sollten unbedingt ärztlich abgeklärt werden!

* Faszien umhüllen die Muskeln und bilden ein Netzwerk, das den ganzen Körper durchzieht und alles zusammenhält.

Meridiane und Körperzonen
Herz und Perikard

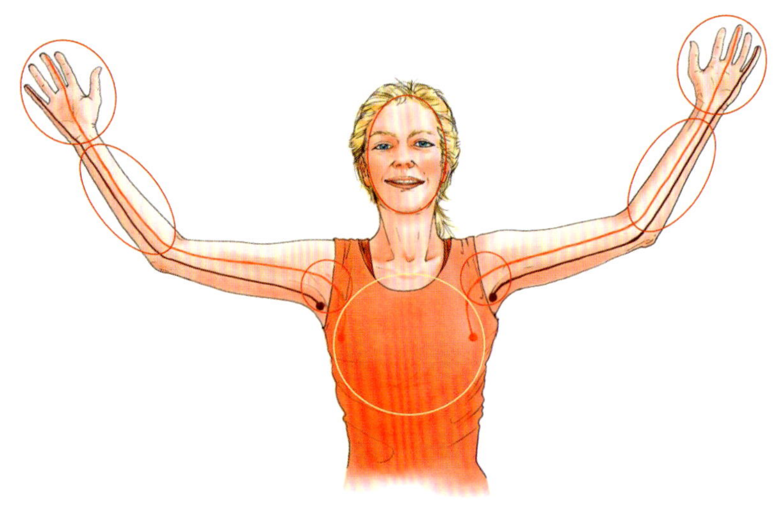

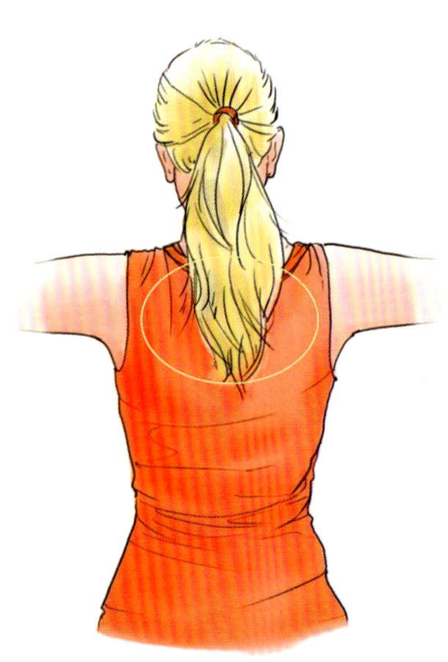

Meridiane und Körperzonen Dünndarm und Dreifacher Erwärmer

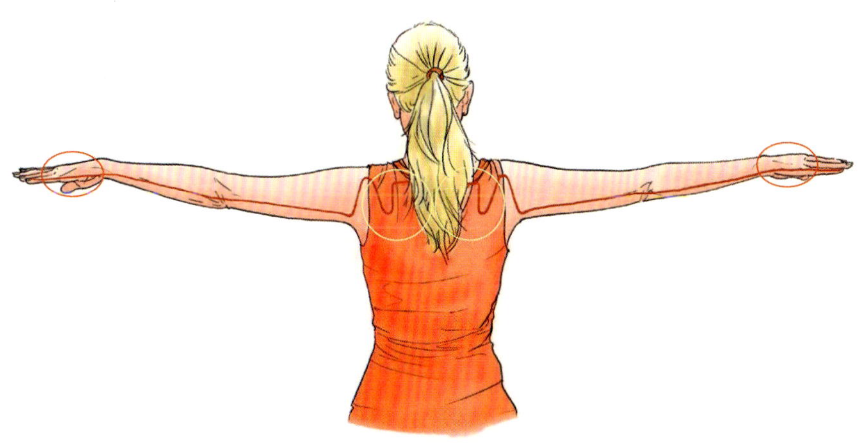

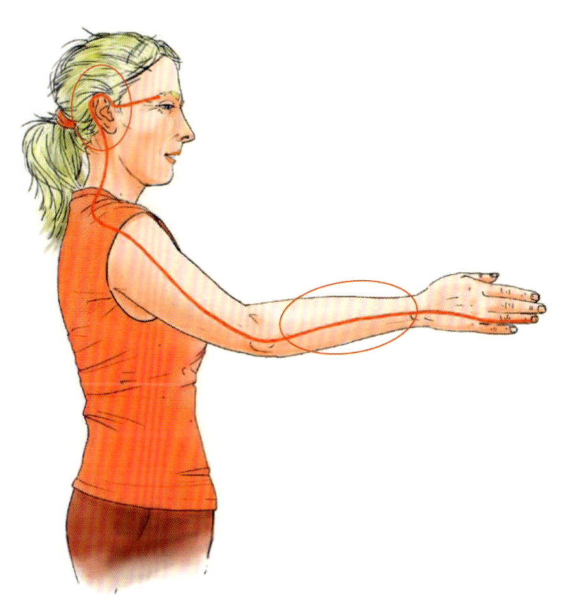

Brustkorb

Der Brustkorb ist der Wohnsitz des Herzens. Ein lebendiger, flexibler und gleichzeitig kraftvoller Brustkorb schützt diese verwundbare Region, den sensibelsten Teil unseres Selbst. Hier nehmen wir Zuneigung und Liebe wahr, als Wärme, Leichtigkeit und Ausdehnung. Mit einer kräftigen Brustmuskulatur, die gleichzeitig ausreichende Beweglichkeit für die Atmung bietet, lassen wir uns nicht so leicht aus der Ruhe bringen und strahlen emotionale Gelassenheit und Selbstvertrauen aus.

Der Perikardmeridian verläuft über den großen Brustmuskel. Sind Herz und Perikard verletzt, entsteht hier zum Schutz eine Anspannung, wodurch die Brustmuskeln starr und undurchdringlich werden. Das Herz ist wie verbarrikadiert und wird unnahbar. Diese Brustpanzerung verschließt die Tür zum Fühlen; Verletzungen und Liebeskummer werden dahinter versteckt. Wir nehmen lieber eine angespannte Brustregion und ein Gefühl von Enge und Druck in Kauf, als mit unserem Kummer konfrontiert zu werden. Doch dadurch werden nicht nur die schmerzlichen Gefühle abgewehrt, sondern auch die Tür zur Freude wird blockiert.

Dazu verschränken viele Menschen ihre Arme vor der Brust, als Zeichen für Verschlossenheit oder für einen chronischen und übermäßigen Selbstschutz. Sie machen dicht, ihr Gegenüber soll ihnen nicht zu nahekommen. Mit einer solchen Abwehrhaltung sind die Meridiane des Herzens und des Perikards auf der Innenseite der Arme sicher verschlossen.

Ist die Brustmuskulatur hingegen nur schwach entwickelt, wird das Herz nicht ausreichend geschützt. Der Brustkorb wirkt dann zusammengezogen, wie eingefallen. Oft werden dazu die Schultern nach vorne gezogen, der Rücken gekrümmt und der Kopf nach vorne geneigt. Es sieht so aus, als wollte sich der ganze Körper schützend über dem Herzen zusammenrollen, das sich wie eine Schnecke in ihr Haus zurückgezogen hat. In diesem Zustand hat das Kaiserorgan nicht genügend Raum und es entsteht ein beklemmendes Gefühl in der Brust. Die damit einhergehende flache Atmung senkt den Energielevel. Auch in diesem Zustand fällt es schwer, die Offenheit und Freude des Herzens zu leben.

Wenn die Spannungen in der Brust gelöst werden und sich das Herz öffnet, durchdringen uns Vitalität, Frische und eine kindliche Freude. Es kann sich anfühlen, wie wiedergeboren zu sein.

Feuersymptome in dieser Körperregion

- eingeschränkte Beweglichkeit des Brustkorbs und der Rippen
- brennendes Gefühl hinter dem Brustbein
- Druckgefühl und Schmerzen in der Brust
- Herzschmerzen, Kurzatmigkeit
- Enge und Beklemmungsgefühle

Konzeptionsgefäß 14 »Großer Palast«

Lage: auf der Mittellinie des Oberbauches, einen Daumenbreit unterhalb der Schwertfortsatzspitze des Brustbeins
Wirkung: Alarmpunkt des Herzens; beruhigt den Geist; hilfreich bei innerer Unruhe, Nervosität, Anspannung, emotionaler Belastung, Kopflastigkeit und Schlafstörungen

Konzeptionsgefäß 17 »Meer der Ruhe«

Lage: auf dem Brustbein zwischen den Brustspitzen in einer Vertiefung
Wirkung: Alarmpunkt des Perikards; öffnet das Energiezentrum des Herzens; besänftigt und beruhigt das Herz; weitet und befreit den Brustraum und baut Spannungen ab; schenkt inneren Frieden; fördert die Bereitschaft, Nähe und Intimität zuzulassen

Perikard 1
»Himmlischer Teich«

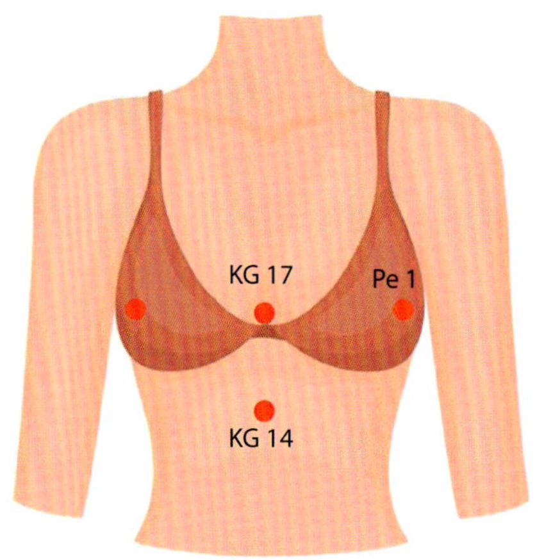

Lage: einen Daumenbreit außerhalb der Brustspitze
Wirkung: löst sanft die Brustpanzerung, die durch ein gebrochenes Herz entstanden ist; macht die Wunden des Herzens bewusst; öffnet das Herz; fördert Freundschaft, Intimität und Nähe

Behandlung der Alarmpunkte und von Perikard 1

Berühre die beiden Alarmpunkte mit den Fingerspitzen und atme langsam und tief in dein Herz. Jedem Organ ist ein Alarmpunkt zugeordnet, der bei einer Störung oder einem energetischen Ungleichgewicht des Organs berührungsempfindlich ist. Das Halten der Punkte wirkt ausgleichend. Lege anschließend deine Mittelfingerspitzen beidseitig auf Perikard 1.

Oberer Rücken und Schulterblätter

Der obere Rücken und die Schulterblätter stehen unter dem Einfluss von Herz, Perikard und Dünndarm. Der Bereich zwischen den Schulterblättern, die »Zone des gebrochenen Herzens«, wird im normalen Leben wenig bewegt und altert als erstes. Eine Anspannung in dieser Region kann einen Konflikt widerspiegeln zwischen der Sehnsucht nach Liebe und der Angst, sich für die Liebe zu öffnen. Sie verhärtet sich, wenn wir uns vor unseren Gefühlen verschließen, wenn unsere Gefühle verletzt werden oder wenn wir Schwierigkeiten haben, uns selbst zu lieben. Dieser Bereich wird auch »undankbare Zone« genannt. Hier beginnt man sich zu krümmen und zu sperren, wenn man keine Dankbarkeit für die Geschenke und Herausforderungen des Lebens empfindet. All das kann dazu führen, dass ein Rundrücken, der sogenannte »Buckel«, entsteht. Es sieht so aus, als würde der Mensch einen Rucksack mit seiner unerlösten Geschichte aus der Vergangenheit mit sich herumtragen.

Diese Fehlhaltung, bei der die Wirbelsäule im Brustbereich nach hinten gekrümmt ist, wird auch durch mangelnde Bewegung und eine langjährige falsche Belastung in unergonomischen Körperpositionen gefördert, vor allem durch das vorgebeugte Sitzen am Schreibtisch. Bei fast allen Tätigkeiten befinden sich unsere Arme vor dem Körper und sind nach unten und innen gerichtet. Nur selten strecken wir sie nach oben oder nehmen sie nach hinten. Die großen Möglichkeiten des beweglichen Schulter-Kugelgelenks werden kaum genutzt. Das ist jedoch wichtig, damit sich die Brustwirbelsäule aufrichtet.

Durch eine anhaltende gebeugte Haltung verkürzen sich die Brustmuskeln und ziehen die Schultern immer weiter nach vorne. Die Vorderseite des Körpers wird dadurch zusammengestaucht, das Herz findet weniger Platz und kann sich nicht ausdehnen. Anstatt mit leichtem Herzen die Flügel auszubreiten und frei zu fliegen, fühlen wir uns dann eher wie Sisyphus, der einen schweren Felsbrocken vor sich herschieben muss und aus der Sache einfach nicht rauskommt.

Immer häufiger bildet sich schon in der Jugend ein Rundrücken aus. Umso wichtiger ist es, die vorderen, verkürzten Muskeln und Faszien aufzudehnen und die Wirbelsäule aufzurichten. Die einfachste Möglichkeit ist, die Arme nach oben zu bringen und sich an ein Klettergerüst zu hängen. Du kannst dafür eine Reckstange in einem Türrahmen montieren und dich jedes Mal, wenn du darunter durchgehst, kurz aushängen.

Feuersymptome in dieser Körperregion

- eingeschränkte Beweglichkeit der Schulterblätter
- Schmerzen oder Brennen auf und zwischen den Schulterblättern
- Rundrücken

Dünndarm 11 »Himmlische Ahnen«

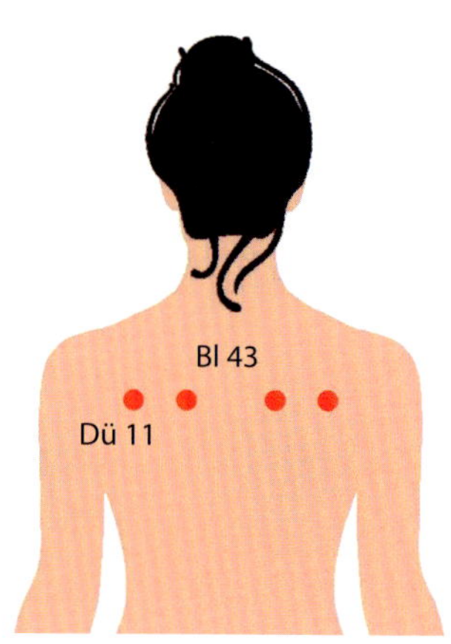

Lage: in der Mitte des Schulterblatts

Wirkung: entspannt die Rückseite des Herzens; macht alte Wunden des Herzens oder Liebeskummer bewusst und leitet so einen Heilungsprozess ein; öffnet die Brust; nimmt die Last von den Schultern

Blase 43 »Punkt des gebrochenen Herzens«

Lage: an der Innenkante des Schulterblatts auf gleicher Höhe wie Dünndarm 11

Wirkung: entspannt den oberen Rücken; beruhigt das Herz; gibt uns Zugang zu unseren Gefühlen; löst sanft die Mauer, die sich um das Herz gelegt hat; baut auf und gibt Kraft

Behandlung des oberen Rückens und von Dünndarm 11 und Blase 43

Begib dich in Rückenlage und überprüfe, wie der Rücken auf der Matte aufliegt. Haben die Schultern Bodenkontakt? Richte deine Aufmerksamkeit auf deinen Atem, lasse ihn in Bauch und Brust fließen. Der Bereich zwischen den Schulterblättern ist sehr oft verspannt und druckempfindlich. Beginne daher mit einer weicheren Faszienrolle und gehe behutsam und langsam vor.

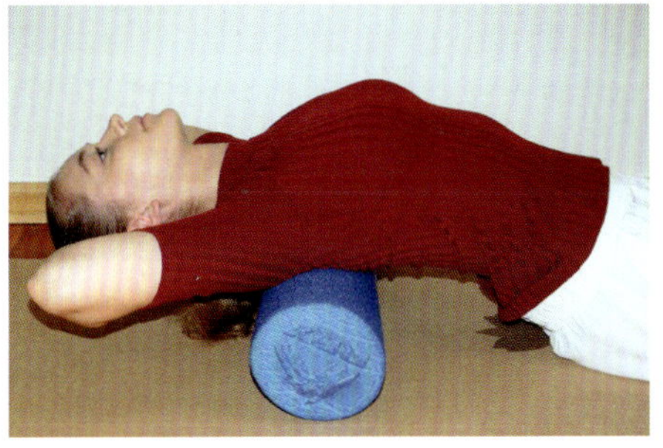

Lege dich mit dem oberen Rücken auf die Rolle. Strecke die angewinkelten Arme über den Kopf aus, die Ellenbogen weit geöffnet, die Hände stützen den Kopf. So wird die Brustwirbelsäule in Höhe der Schulterblätter gedehnt. Wenn die Druckintensität erträglich ist, stelle dir Füße auf, hebe das Becken an und rolle in kleinen Schritten vor und zurück, den ganzen oberen Rücken entlang. Je kleiner die Rollbewegung ist, desto größer ist der Effekt. Nun bewege den Oberkörper zu den Seiten hin und her, wie ein Bär, der sich an einem Baum reibt. Dann entferne die Rolle und spüre, wie dein oberer Rücken jetzt auf der Matte aufliegt.

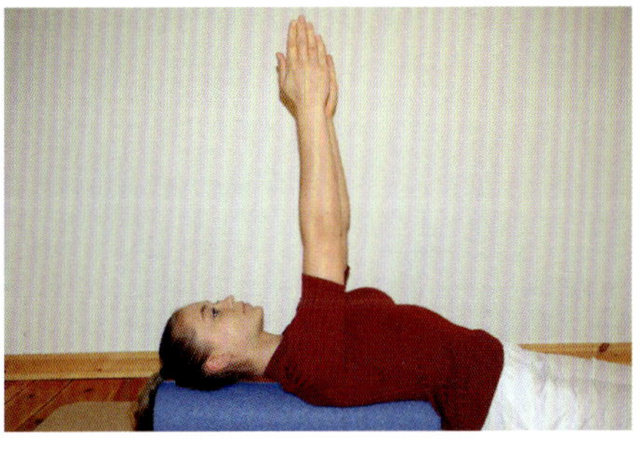

Um die Beweglichkeit der Schulterblätter zu vergrößern, lege dich der Länge nach über eine Faszienrolle und strecke die Arme zur Decke. Die Handflächen zeigen zueinander, so als würdest du einen schulterbreiten Karton hochheben. Mit dem Einatmen ziehe die Fingerspitzen zur Decke. Mit dem Ausatmen lasse die Schulterblätter um die Rolle herum sinken, die Arme bleiben dabei getreckt.

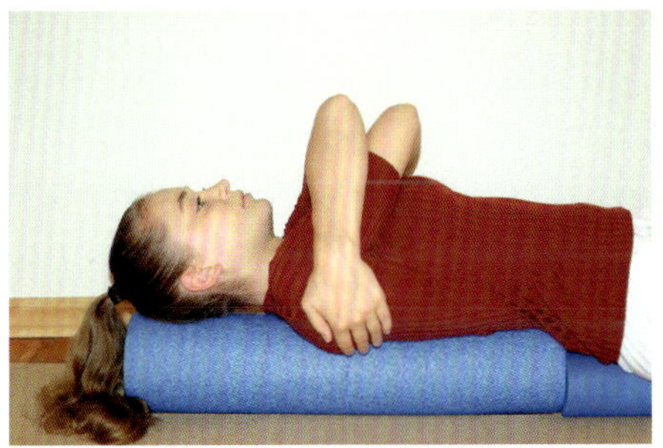

Wiederhole diese Bewegung ein paarmal. Dann verschränke die Arme vor der Brust, als wolltest du dich selbst umarmen, und atme tief in den oberen Rücken (Abb. siehe Seite 57).

Für die Behandlung von Blase 43 bringe zwei einzelne Bälle oder einen Doppelball rechts und links neben die Wirbelsäule in

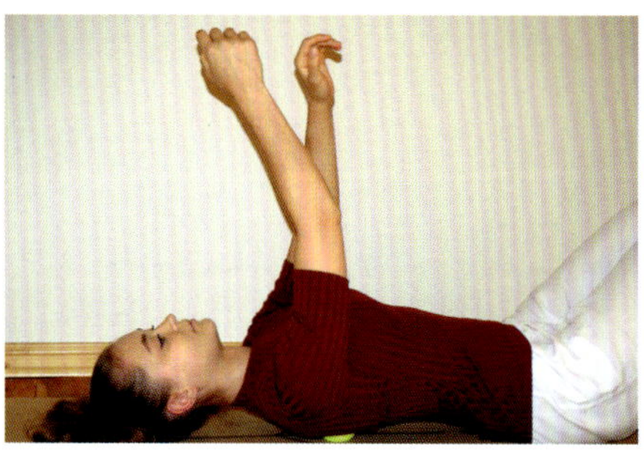

Höhe der Schulterblattmitte und lasse das Gewicht deines Oberkörpers darauf sinken. Mache kleine Bewegungen, nach oben und unten, zu den Seiten und auch in Form von Kreisen. Um die Intensität zu erhöhen, hebe die Arme senkrecht nach oben und bewege sie locker hin und her, wie Bambus, der sich im Wind wiegt.

Dünndarm 11 behandle zunächst nur auf einer Seite. Bringe

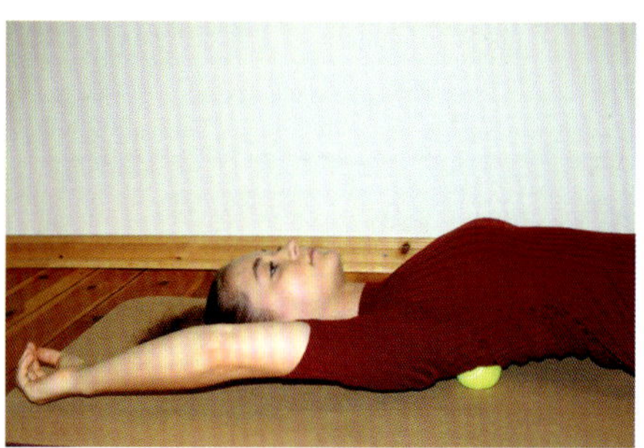

einen Ball unter ein Schulterblatt, atme tief und konzentriere dich auf den Punkt. Dann beschreibe mit ausgestrecktem oder angewinkeltem Arm große Kreise, nach oben, zur Seite und zurück.

Arme

Arme und Hände sind fürs Handeln zuständig. Mit ihnen können wir für unsere Bedürfnisse sorgen, nach Zielen greifen, geben und nehmen. Sie haben viel mit unseren Beziehungen zu tun und übertragen die in der Brust befindlichen Gefühle nach außen. Über die Arme nehmen wir Kontakt zu anderen Menschen auf und tauschen Zärtlichkeiten aus. Wenn wir voller Liebe sind, erfüllen Ströme dieses Gefühls die Arme mit Wärme und Energie. Mit einem offenen Herzen haben wir den Wunsch, der Liebe Ausdruck zu verleihen, und breiten die Arme aus, um andere Menschen oder die ganze Welt zu umarmen. Es ist die »Wer kommt in meine Arme?«-Haltung, mit der Eltern ihre Kinder willkommen heißen.

Können wir unsere Handlungsimpulse und Empfindungen jedoch nicht ausdrücken, werden sie im Körper eingeschlossen. Das hat Einfluss auf die Beweglichkeit, die Muskulatur und die energetische Ladung der Arme.

- Gesunde Arme sind stark und zugleich flexibel. Sie haben ein straffes Gewebe und eine gut ausgebildete, »definierte« Muskulatur, mit der sie sowohl zupacken als auch zärtlich berühren können.
- Schwache, in Vergleich zum Rumpf sehr dünne, unterentwickelte Arme sind ein Zeichen für einen Mangel an Initiative. Der Mensch empfindet häufig ein Gefühl der Machtlosigkeit im Umgang mit Menschen und dem Leben gegenüber und hat Schwierigkeiten, sein Leben in den Griff zu bekommen. Die Arme scheinen leblos, wie ohne Verbindung an den Schultern zu hängen und sind daher kein gutes Bindeglied zwischen Herz und Händen.

- »Bodybuilder-Arme« mit einer überentwickelten Muskulatur haben eine eher grobe Ausstrahlung. Es sieht so aus, als würde es dem Menschen an Sensibilität und Feingefühl mangeln, als würde er lieber etwas packen oder auch zuschlagen als zu streicheln und zu liebkosen.
- Dünne, sehnige Arme, mit einer starren, angespannten Muskulatur haben Menschen, die sich durchsetzen und zupacken können, dabei aber eine Unruhe und Rastlosigkeit ausstrahlen. Die Anspannung führt dazu, dass die Bewegungen zwar gezielt und koordiniert sind, aber oft auch abrupt. Dazu kommt eine Neigung zu Muskelzerrungen und anderen Verletzungen.
- Dicke Arme mit einer schwachen, unterentwickelten Muskulatur wirken unlebendig und träge. Bei dem sogenannten »Winkfleisch« von beleibten vornehmen Damen, die huldvoll ihre bewundernde Dienerschaft grüßen, flattert das weiche Gewebe wie Segel im Wind. Das zeigt weder Tatkraft an noch die Fähigkeit zuzupacken. Der Mensch wird nur mühsam aktiv, er hat häufig ein schwaches Durchsetzungs- und Durchhaltevermögen. Wenn er sich dann mal in Bewegung setzt, wirkt er unbeholfen. Da die Energie hier nicht richtig fließt, fehlt es ihm an Geschmeidigkeit.

Feuersymptome in dieser Körperregion

- Kraftlosigkeit in den Armen
- Durchblutungsstörungen oder Missempfinden in Armen und Händen
- Arme und Hände schlafen leicht ein
- Neuralgien der Arme, der Handgelenke, der Hand
- Tennisellenbogen

Perikard 6 »Tor nach Innen«

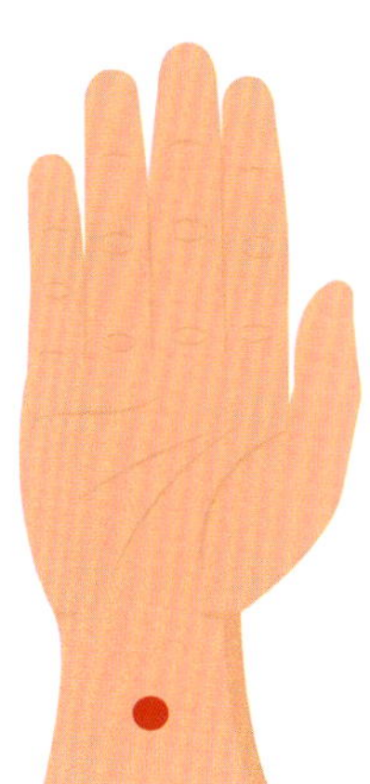

Lage: an der Innenseite des Unterarms, zwei Daumenbreit oberhalb der Handgelenksfalte in der Mitte zwischen den Sehnen
Wirkung: wirkt ausgleichend und harmonisierend; beruhigt das Herz und den Geist: besänftigt bei emotionaler Erregung; entspannt den Oberbauch und das Zwerchfell; öffnet und befreit die Brust ; hilfreich bei Unruhe und Nervosität

Dreifacher Erwärmer 5 »Tor nach Außen«

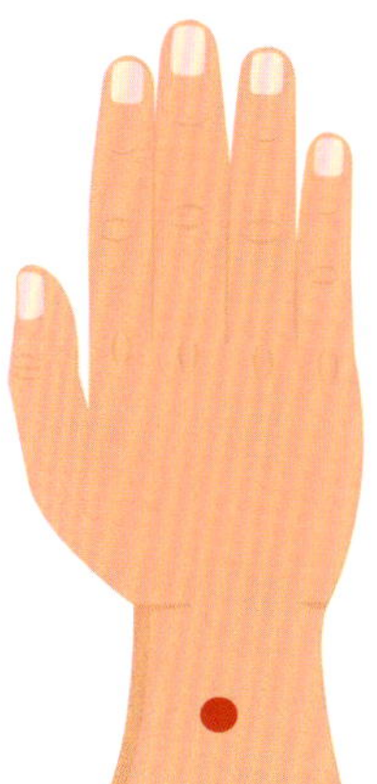

Lage: an der Außenseite des Unterarms, zwei Daumenbreit oberhalb der Handgelenksfalte in der Mitte zwischen Elle und Speiche
Wirkung: stärkt als guter Torwächter die Abwehrenergie; schützt vor äußeren Einflüssen wie Wind oder Kälte, stärkt auch die Widerstandskraft gegenüber emotionalen Faktoren; fördert das Vermögen, Grenzen zu setzen und sich zu schützen

Behandlung der Arme und von Perikard 6 und Dreifacher Erwärmer 5

Diese Behandlung wärmt und entspannt Arme und Hände, löst die Energie, die sich in der Brust gestaut hat und lässt sie nach außen fließen. Sie lindert Stress, Nervosität und Übererregung und kann psychisch bedingte Herzschmerzen mildern.

Für die Behandlung der Oberarmaußenseite stelle dich seitlich zu einer Wand, der Arm hängt lang nach unten, die Hand-

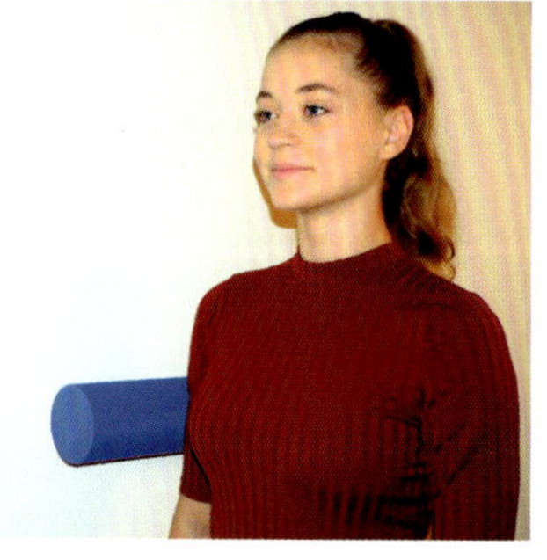

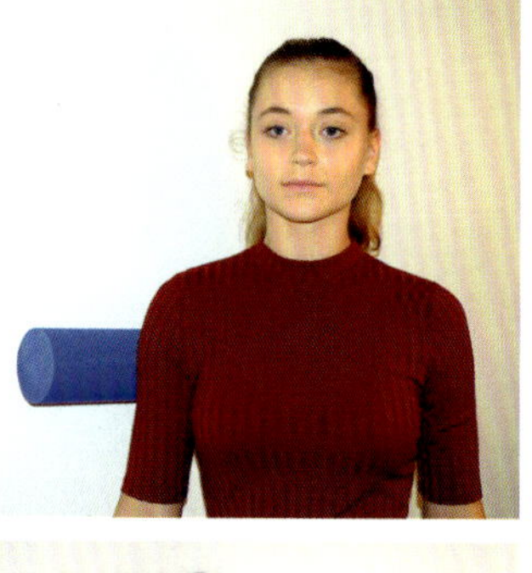

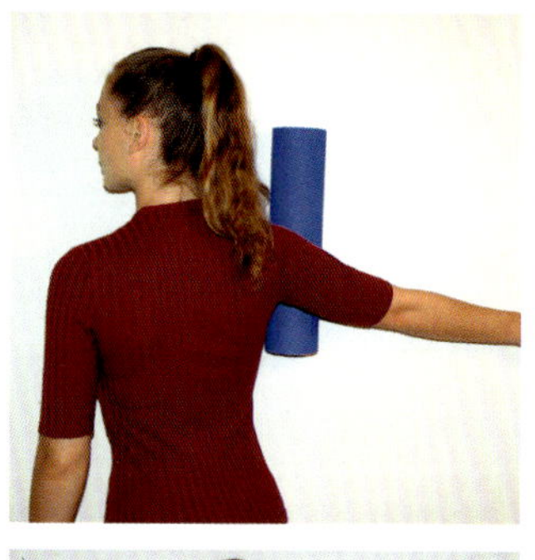

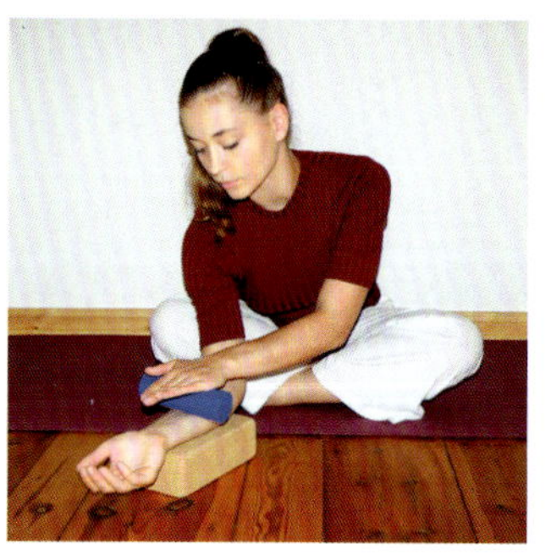

fläche zeigt nach hinten. Bringe eine kleine Rolle oder einen Ball an die Außenseite des Oberarms und lehne dich dagegen. Mache kleine Bewegungen mit dem Oberkörper, nach oben und unten und zu den Seiten. Dann versetze die Rolle ein kleines Stück und stimuliere einen neuen Punkt. Behandle auf diese Weise die ganze Außenseite des Oberarms, den Dreifachen Erwärmermeridian.

Für die Behandlung des Dünndarmmeridians lehne dich schräg an die Wand und bringe die Rolle an die Rückseite des Arms und an das Schulterblatt. Wiederhole die Bewegungen wie beim Dreifachen Erwärmer.

Den Perikardmeridian, der über den Bizeps an der Oberarminnenseite verläuft, erreichst du, indem du dich bäuchlings vor die Wand stellst und den Arm waagerecht zur Seite ausstreckst. Bevor du die Meridianbehandlung auf der anderen Seite wiederholst, spüre den Unterschied zwischen beiden Seiten.

Setze dich nun auf den Boden, platziere vor dir einen Yogablock und lege hier einen Unterarm ab. Rolle in kleinen Schritten den ganzen Unterarm aus. Behandle den Perikardmeridian auf der Mittellinie, den

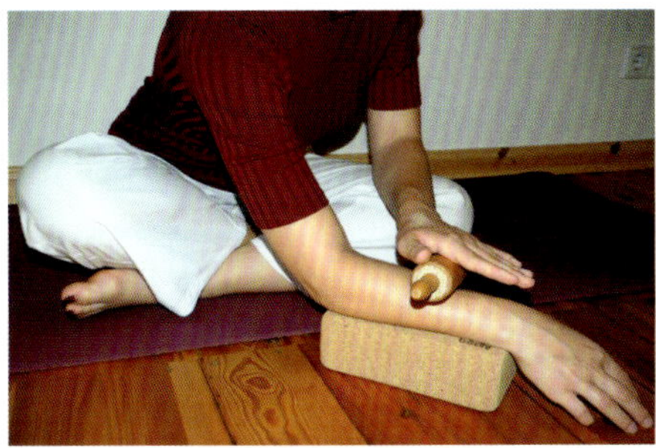

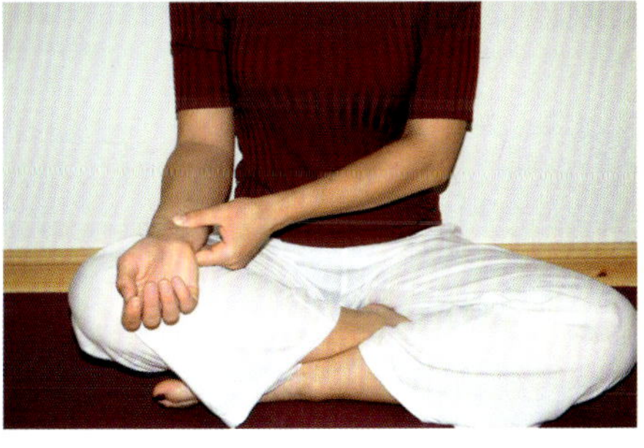

Herzmeridian an der Kleinfingerseite. Alternativ dazu kannst du den Unterarm direkt auf einer kleinen Rolle ablegen und den anderen zur Verstärkung darüber (ohne Abbildung). In dieser Position kannst du neben den Meridianen von Herz und Perikard auch den Dünndarmmeridian an der Armaußenkante massieren. Für den Dreifachen Erwärmermeridian platziere den Arm direkt auf den Yogablock und rolle ihn von oben aus.

Lege die Hände in den Schoß und halte Perikard 6 und Dreifacher Erwärmer 5 mit einer Energieklammer von Daumen oder Mittelfinger.

Hände

Unsere Hände dienen dazu, zu berühren, zu ergreifen, zu liebkosen oder zu tragen. Wir strecken unsere Hände zur Welt hin aus, begrüßen andere Menschen, heißen sie herzlich willkommen. Unsere Hände geben uns die Fähigkeit zu fühlen und zärtlich zu berühren. Fließt die Energie frei durch alle vier Feuermeridiane, sind die Hände warm, weich und lebendig. Ihre Flexibilität ist auch ein Zeichen für eine geistige Beweglichkeit. Die Fingerfertigkeit durch Musizieren oder Basteln zu trainieren kann dazu beitragen, die Gehirnkapazität im Alter zu erhalten.

Wird die Energie jedoch durch Angst vor Kontakt und Zurückweisung zurückgehalten, zeigt sich das im Zustand der Hände: Sie werden schlaff und leblos, sind ohne Kraft und Wärme. Auch Unsicherheit, Anspannung und Nervosität wirken sich auf die Hände aus und machen sie kalt oder auch feucht, sodass sie sich anfühlen, als würde man einen toten Fisch in der Hand halten.

Wir können die Hände benutzen, um mit ihnen lebhaft zu gestikulieren, sie sind ausdrucksstarke Werkzeuge für die nonverbale Kommunikation. Vielfach scheinen die Aussagen der Hände ehrlicher und direkter zu sein als die der Sprache. Gute Psychotherapeuten haben gelernt, genauso auf die Hände eines Menschen achtzugeben wie ihnen zuzuhören. Über Worte drücken wir häufig nur Meinungen aus oder das, was wir glauben zu fühlen. Hände und Augen bringen Gefühle unmittelbar zum Ausdruck.

Feuersymptome in dieser Körperzone:

- kalte, feuchte Hände, klamme Finger
- fehlende Lebendigkeit und Kraftlosigkeit in den Händen
- harte, angespannte, steife Hände
- Schmerzen im Handgelenk

Herz 7 »Göttliches Tor«

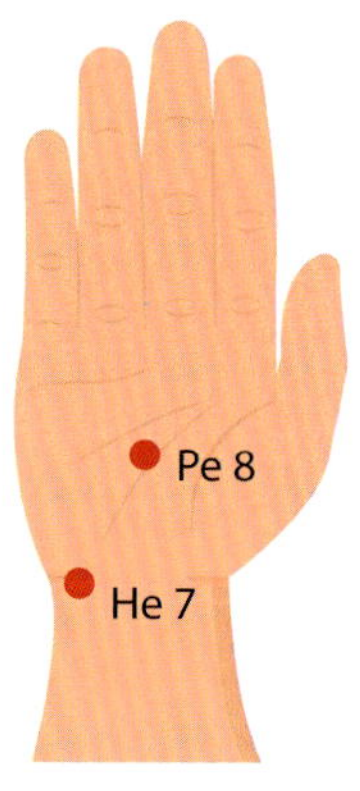

Lage: an der Innenseite des Handgelenks auf der Seite des kleinen Fingers am Ende der quer laufenden Falte an der Daumenseite der großen Sehne

Wirkung: großer Beruhigungspunkt; emotional harmonisierend; fördert Klarheit bei Konzentrationsschwäche und Vergesslichkeit; beruhigt und stärkt das Herz; fördert die Schlafbereitschaft; hilfreich bei Unruhe, Nervosität, Stress

Perikard 8 »Palast des Mühsals«

Lage: auf der Handinnenfläche, an der Stelle, wo bei geschlossener Faust die Spitze des Mittelfingers die Handfläche berührt
Wirkung: schenkt Lebensfreude, Begeisterung und Lebendigkeit; harmonisiert die Emotionen; fördert das Geben und Empfangen; öffnet die Handchakren; wärmt die Hände

Massage der Hände und von Herz 7 und Perikard 8

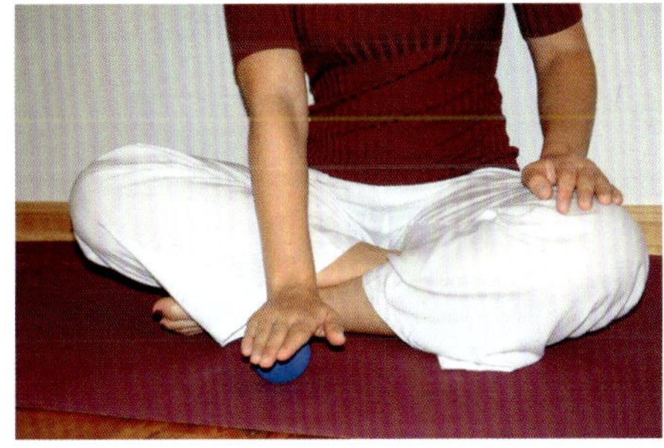

Wir benutzen unsere Hände mehr zum Greifen und Festhalten als zum Öffnen und Loslassen. Dadurch befinden sich Handgelenke und Finger meist in einer Beugestellung und werden selten gestreckt oder gedehnt, was zu einer Verkürzung der Beugemuskeln führt. Die folgende Massage löst die Verspannungen.

Setze dich auf ein Kissen, lege einen Flummi oder Faszienball vor dich auf den Boden und bringe die linke Handfläche darüber.

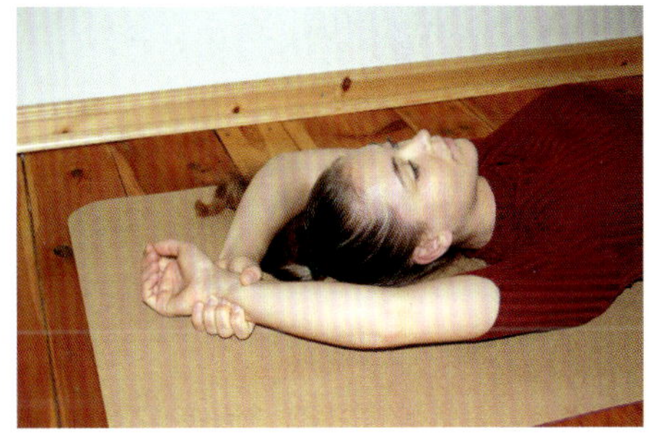

Stimuliere Perikard 8 durch eine gleichmäßige Pumpbewegung: Verlagere dein Gewicht immer wieder nach vorne auf den Ball, als wolltest du einen Teig kneten. Die Schultern bleiben dabei entspannt. Bewege den Ball an der Handwurzel seitlich rollend hin und her und massiere insbesondere Herz 7. Eine andere Möglichkeit den Punkt zu behandeln, ist mit einer

Dehnung des Herzmeridians verbunden: Du hältst den Punkt, indem du die Arme nach oben über den Kopf anwinkelst. Hier liegen nebeneinander die Akupressurpunkte Herz 4, Herz 5, Herz 6 und Herz 7, die alle eine beruhigende Wirkung haben (Abb. siehe Seite 65).

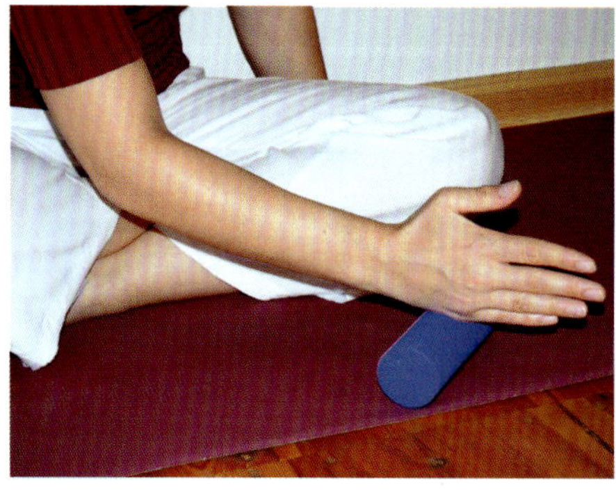

Dann bewege den Ball kreuz und quer mit leichten, schnellen Bewegungen über die ganze Handinnenfläche, anschließend in Linien von der Handwurzel zu den Fingerspitzen: die Mittellinie zum Mittelfinger (Perikardmeridian), die Kleinfingerseite zum kleinen Finger (Herzmeridian) und die Handkante zur Außenseite des kleinen Fingers (Dünndarmmeridian). Lege den Ball oder die Rolle auf den Handrücken. Massiere mit ihm die ganze Handoberfläche und dann gezielt zwischen dem vierten und fünften Mittelhandknochen zur Außenseite des Ringfingers (Dreifacher Erwärmermeridian).

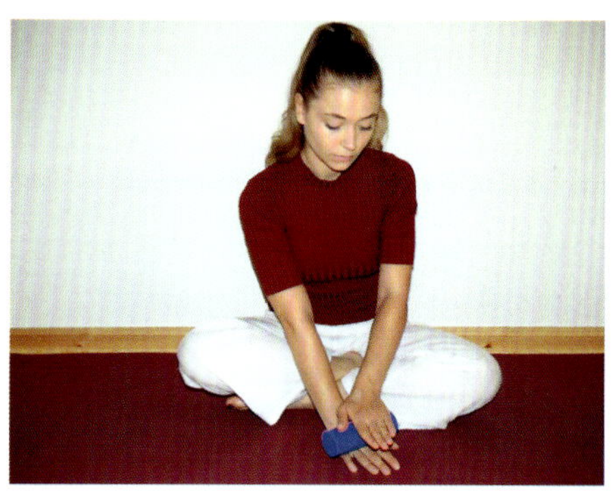

Bringe beide Hände für einen Moment auf deine Oberschenkel und spüre die Weite und Entspannung in der linken Hand, bevor du zur anderen Seite wechselst.

Diagnostische Zeichen für das Feuerelement

Gesicht und Teint

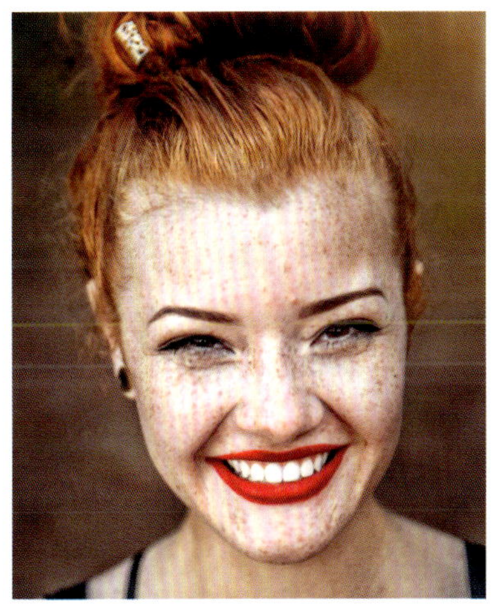

Unser Antlitz ist das Spiegelbild des Herzens, es bestimmt unsere ganz persönliche Ausstrahlung. Ein gesundes Herz zeigt sich in weichen, harmonischen Gesichtszügen und einem strahlenden Teint. Die Haut hat einen leichten Schimmer, ein »Leuchten«, wodurch der Mensch »blendend« aussieht. Sie hat eine frische rosige Tönung, die Lebendigkeit, Lebensfreude und eine gute Durchblutung ausstrahlt. Der Gesichtsausdruck ist herzlich und liebevoll und er wirkt anziehend. Freude bewegt das ganze Gesicht nach oben. Mit einem Lächeln, das sich über das Gesicht ausbreitet, entstehen um die Augen herum kleine Lachfältchen. Die Augenmuskeln bleiben jedoch unbeteiligt, wenn die Freude oder das Lachen nur vorgespielt sind.

Bei einem Mangel an Feuer und einer geschwächten Herzenergie fehlt die Gesichtsröte, der Teint ist blass, glanzlos und stumpf. Das Antlitz wirkt blutleer, müde und ausdruckslos. Bei zu viel Hitze hingegen zeigt sich eine unnatürliche, ungesunde Rötung, die mit einem Hitzegefühl im Kopf verbunden ist. Schon bei kleiner Aufregung läuft das Gesicht knallrot, mitunter sogar purpurfarben an, so als würde der Mensch gleich explodieren.

Eine Neigung zum Erröten ist ein Zeichen, dass das Herz zu rasch auf emotionale Reize reagiert.

Augen

Das Herz lässt die Augen strahlen und funkeln. Es verleiht ihnen Strahlkraft und gibt uns einen wachen, lebendigen, liebevollen Blick, der Geistesgegenwart und Lebensfreude anzeigt. Es schenkt uns die Bereitschaft zum Blickkontakt und lässt uns mit offenem Herzen anderen in die Augen schauen. Die Augen sind die Fenster der Seele. Sie drücken aus, was uns bewegt, verraten unsere wahren Gefühle. Auch wenn wir ansonsten eine »Maske« tragen und uns verstellen – die Augen lügen nicht. Blicke sind ein wesentlicher Teil unserer Kommunikation, viel mehr als die Sprache. Wer sein Innenleben nicht offenbaren möchte, geht den Blicken anderer aus dem Weg.

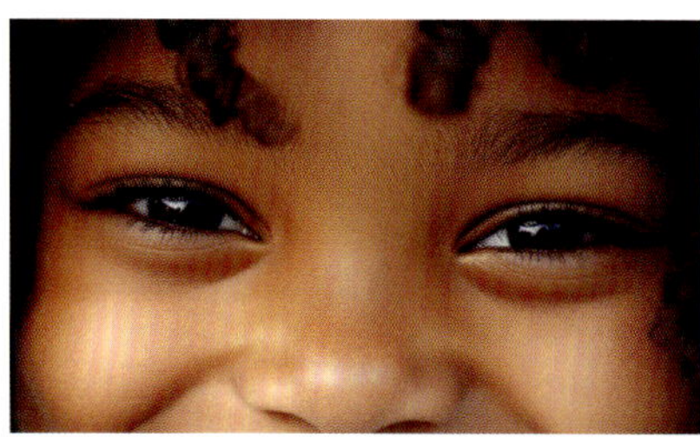

Wenn die Herzenergie geschwächt und der Geist getrübt ist, zeigt sich das in einem stumpfen Ausdruck ohne jegliche Präsenz, so als wäre dort niemand zuhause. Das Staunen, die Begeisterung und Freude fehlen, das Feuer ist erloschen.

Zunge

Das Herz öffnet sich in die Zunge. Diagnostisch liefert besonders die Zungenspitze Informationen über das Herz. Eine auffallende Rötung oder Entzündung der Zungenspitze ist ein Zeichen für Unruhe oder Hitze im Herzen. Ein weiters wichtiges Indiz für den Zustand des Herzens ist die Sprache, die von der Zunge gesteuert wird. Unsere Sprechweise steht in

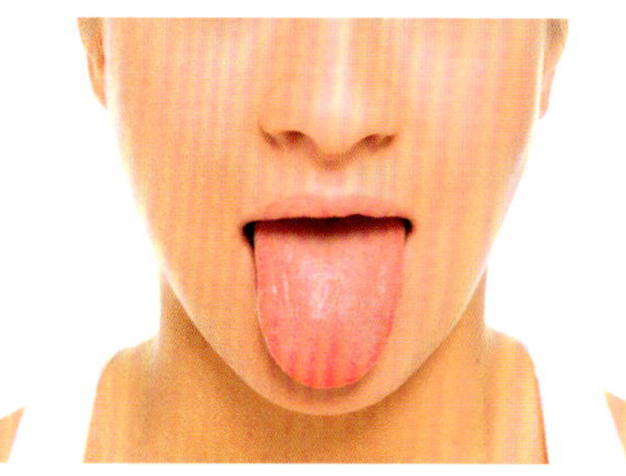

einem direkten Zusammenhang mit dem Zustand des Herzens, es verleiht ihr Klarheit und Brillanz. Eine gesunde Herzenergie finden wir in einer lebendigen Stimme widergespiegelt und der Fähigkeit, sich klar und verständlich auszudrücken.

Auffälligkeiten in der Art und Weise zu sprechen, Sprachstörungen und -fehler deuten hingegen auf ein Ungleichgewicht der Herzenergie. Das kann sich in einem stockenden Redefluss, Stottern, Stammeln oder Lispeln äußern, in einer unaufhörlichen, übertrieben schnellen, sich verhaspelnden Redeweise oder in einer langsamen, monotonen oder leiernden Sprache. Wenn es einem Menschen schwerfällt, etwas zu sagen und auszudrücken, was ihn bewegt, ist seine Stimme häufig leise und man hört nur ein Nuscheln, das kaum verständlich ist. Möglicherweise verliert er immer wieder den Faden und sein Reden ist unzusammenhängend und konfus.

Der Schweiß und das Schwitzen

Schweiß ist als Körperflüssigkeit dem Feuer zugeordnet. Als Erstes schwitzen wir in den Achselhöhlen, wo der Herzmeridian entspringt. In der Hitze des Sommers oder bei körperlicher Bewegung werden hier Schweißflecken sichtbar. Können wir selbst an heißen Tagen oder in der Sauna nicht schwitzen, ist das ein Zeichen eines Ungleichgewichts, ebenso wie das andere Extrem: übermäßiges Schwitzen, Nachtschweiß oder ständig feuchte Hände.

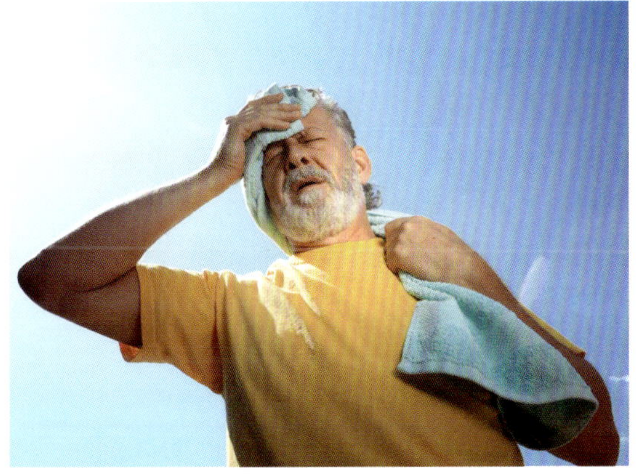

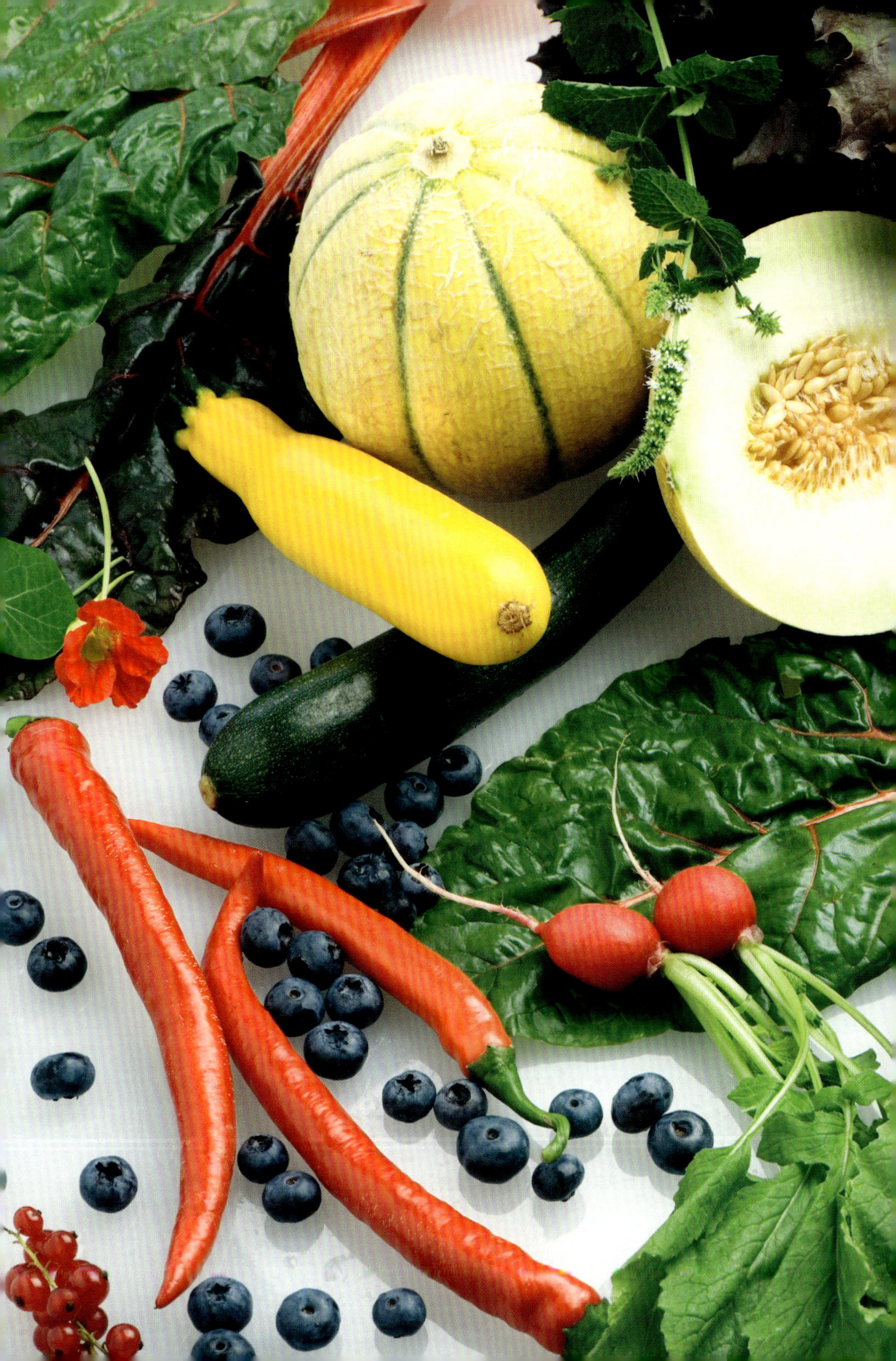

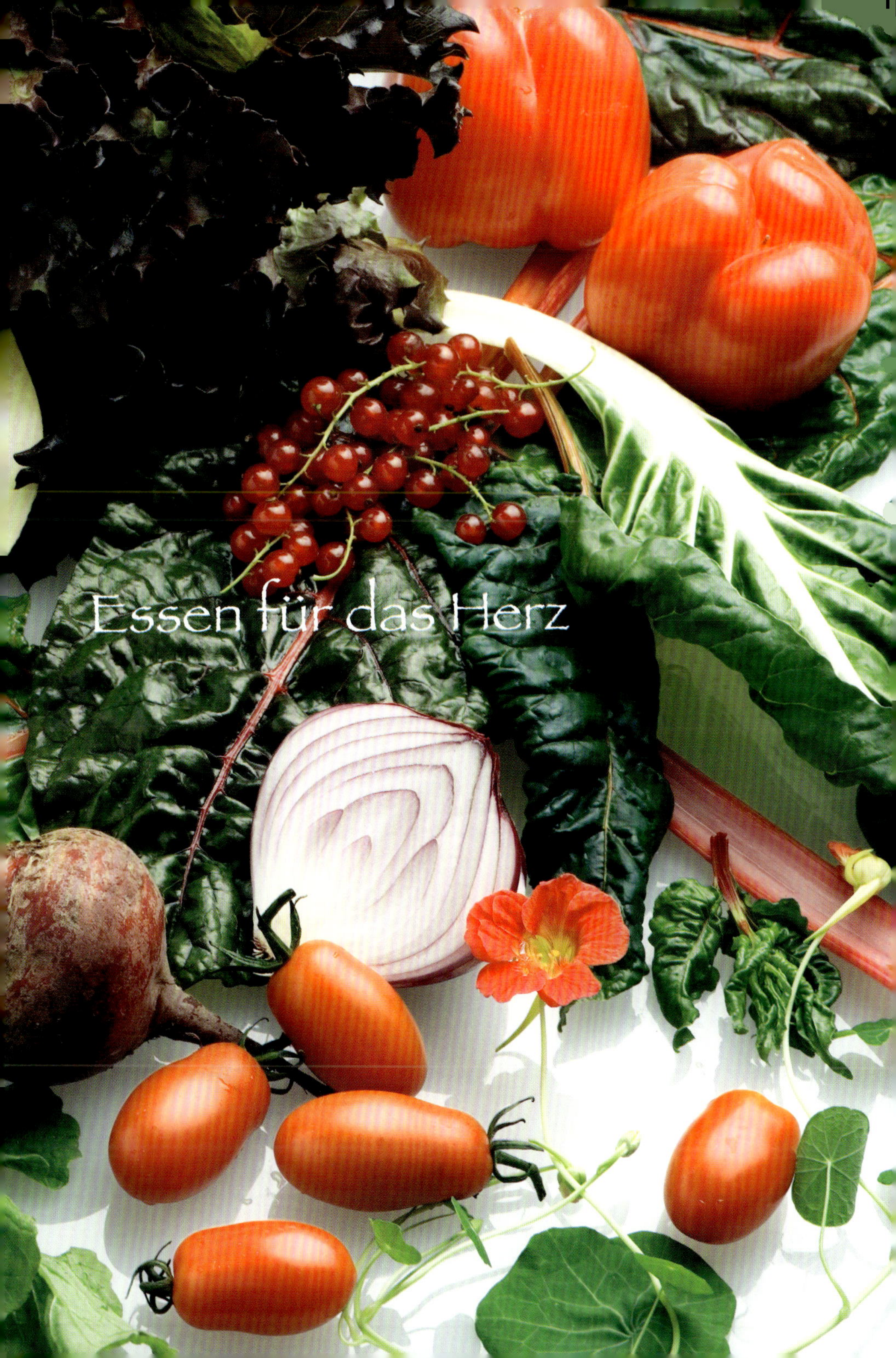
Essen für das Herz

Essen im Sommer

In dieser Jahreszeit gibt es eine Fülle an frischem Gemüse und eine große Auswahl an Obst. Die feinstofflichen Bestandteile der Nahrung, die das Herz so liebt, sind reichlich vorhanden: Blütenblätter von Ringelblumen, Veilchen, Kapuzinerkresse oder Rosen können über das Essen gestreut oder unter den Reis gemischt werden und bringen so Farbe und Leben in die Mahlzeit.

An heißen Sommertagen sehnen wir uns nach einer Abkühlung. Ein Übermaß an Hitze führt zu Überaktivität, Wallung und Druck. Doch Hitze entsteht im Körper nicht nur durch hohe Temperaturen, sondern auch durch den Verzehr von zu viel scharfer Nahrung, Rotwein oder hochprozentigem Alkohol, oder sie wird durch emotionalen Stress und Zeitdruck ausgelöst. Diese innere Hitze beschleunigt alle Lebensvorgänge und wird von folgenden Symptomen begleitet: von Herzklopfen und Herzrasen, vermehrtem Schwitzen, einem roten Gesicht, Ruhelosigkeit, Schlafstörungen und einer Abneigung gegen hohe Temperaturen.

Durch Speisen mit kühlenden Zutaten wie Tomaten oder Gurken, in kurzen Garzeiten zubereitet, und Kräutertees, die eine erfrischende Wirkung haben, aus Pfefferminze, Kamille oder Hagebutte, kühlen wir uns, ohne damit das Verdauungsfeuer zu löschen. Durch den häufigen Genuss von Eis und Speisen und Getränken aus dem Kühlschrank wird die Verdauung hingegen in Mitleidenschaft gezogen.

Der bittere Geschmack

Die meisten Nahrungsmittel und Getränke mit einem bitteren Geschmack haben eine kalte Energie und leiten Hitze aus. Bittere Kräuter und Wildpflanzen wie Löwenzahn, Brennnessel, Birkenblätter, Klettenwurzel oder Schachtelhalm haben eine ausleitende und entgiftende Wirkung. Sie befreien den Darm von Aufgestautem und die Arterien von Schleim, der sich durch den Konsum von cholesterinreicher Nahrung und Zucker angesammelt hat. Der bittere Geschmack ist auch für die Behandlung von entzündlichen Erkrankungen von großer Bedeutung. Die meisten Heilpflanzen mit reinigenden und antibiotischen Eigenschaften sind bitter: Kamille, Kapuzinerkresse, Goldrute oder Eisenkraut.

Weil viele bittere Gemüse, Salate, Kräuter und Gewürze nicht nur die Hitze im Herzen dämpfen, sondern auch die Verdauung unterstützen und den Körper von Schlacken befreien, sollten sie in kleinen Mengen regelmäßig zu den Mahlzeiten und beim Kochen verwendet werden. Nimmt man zu viel Bitteres zu sich, führt das längerfristig zu einer Verletzung der Körpersäfte, was sich in trockener Haut, trockenen Augen, trockenem Mund und einem Durstgefühl zeigt.

Den bitteren Geschmack finden wir in folgenden Nahrungsmitteln und Getränken*: Bier, Grapefruit, Holunderbeere, Quitte; Gemüse wie Artischocke, Aubergine, Chicorée, Gurke, Mangold, Sellerie, Rosenkohl; Salate wie Endivie, Radicchio, Ruccola; Gewürze und Kräuter wie Basilikum, Oregano, Thymian, Rosmarin, Kardamom, Koriander, Kurkuma, Wacholderbeere, Löwenzahn, Salbei, Wermut; Getreide wie Amaranth, Buchweizen, Roggen.

Kaffee und Tee

Der hierzulande am häufigsten genossene bittere Geschmack ist der des Kaffees. Dieses duftende Gebräu ist jedoch nicht als Durstlöscher geeignet, sondern etwas für den besonderen Ge-

* in blauer Farbe = kühlend, in brauner Farbe = neutral, in roter Farbe = wärmend

nuss. Eine Tasse täglich wird von den meisten Menschen gut vertragen. Bisweilen kann schwarzer Kaffee als therapeutisches Mittel dienen: Er regt Herz und Kreislauf an, fördert die Durchblutung durch eine Erweiterung der Gefäße, hat nach dem Verzehr einer üppigen Mahlzeit einen verdauungsfördernden Effekt und unterstützt den Stuhlgang. Das Coffein macht wach und munter. Der Geist wird angeregt und die Aufmerksamkeit gesteigert. Viele Menschen kommen morgens ohne den heißen Kick nicht richtig in die Gänge und sind erst nach der ersten Tasse Kaffee genieß- und ansprechbar.

Doch seine aufputschende Wirkung hält immer nur kurz an. Der Wachmacher Kaffee baut keine Energie auf, sondern lässt sie nur nach oben schießen. Er wirkt wie ein Katalysator, der die Nierenkraft freisetzt, die dadurch langfristig geschwächt wird. Durch seine abkühlende Wirkung ist dieses bittere Getränk nichts für Menschen, die immer eisige Füße haben. Kaffee gilt zudem als »Magnesiumräuber« und erhöht bei reichlichem Genuss das Osteoporoserisiko. Darüber hinaus hemmen Kaffee und schwarzer Tee die Eisenaufnahme aus der Nahrung.

In großen Mengen kann Kaffeegenuss zu unangenehmen Erscheinungen wie Konzentrationsschwäche, Schlaflosigkeit, Nervosität, Unruhe, Bluthochdruck und einer Übersäuerung des Magens führen. Besonders ungeeignet ist der gefilterte oder mit Pads zubereitete Kaffee, der oft säuerlich schmeckt und die Magenschleimhäute angreifen kann. Die bekömmlichste Zubereitung ist, ihn längere Zeit zu kochen, so wie in Griechenland oder in der Türkei üblich, und dem Kaffeepulver zehn Prozent Kardamom und eine Prise Zimt hinzuzufügen. Diese wärmenden Gewürze gleichen die Kälte des Kaffees aus. Kardamom neutralisiert zudem die schädlichen Nebenwirkungen des Koffeins.

Viele Menschen sind von Kaffee auf Tee umgestiegen. Seit in Laboruntersuchungen im Grüntee Inhaltsstoffe entdeckt wurden, die der Entwicklung von Krebs entgegenwirken, ist es Mode geworden, vorsorglich davon literweise zu trinken. Doch grüner Tee ist thermisch betrachtet noch kälter als Kaffee. Um zu vermeiden, dass dadurch das Verdauungsfeuer gelöscht wird und der ganze Körper abkühlt, sollte er zum Ausgleich mit einer gleich großen Menge Fenchel aufgebrüht werden.

Das Herz und das Blut

Das Herz regiert über das Blut und die Blutgefäße. Das Blut bringt aus Sicht der TCM nicht nur Sauerstoff und Nährstoffe zu den Zellen, sondern es enthält auch unsere Lebensenergie und gilt als Trägersubstanz für unseren Geist. Das Blut gehört zu den Yin-Substanzen des Körpers. Die feine Yang-Energie des Geistes wird durch diesen »kostbaren Saft« verwurzelt. Wenn das Blut kräftig

Symptome eines Blutmangels

Auch wenn in einem Laborbefund das Blutbild noch keine Auffälligkeiten anzeigt, gibt es in der Chinesischen Medizin klare Indizien für einen Blutmangel:

- Konzentrationsschwäche und Vergesslichkeit
- emotionale Instabilität, hohe Verletzlichkeit
- Rastlosigkeit und Erregung, erhöhte Schreckhaftigkeit
- unzusammenhängende, wirre Gedanken, Gedankenflut
- Benommenheit, unklare Wahrnehmung, bei der die Grenze zwischen Realität und einer Traumwelt verschwimmt
- Herzklopfen in Ruhe
- Schlafstörungen, unruhiger Schlaf, lebhafte Träume
- Müdigkeit, Erschöpfung, Schwindel

ist, fühlen wir uns stark, vital und lebendig, und der Geist hat eine gute Verbindung zum Körper. Das zeigt sich in einer mentalen Stabilität und einer seelischen Ausgeglichenheit. Ist das Blut jedoch geschwächt, verliert das Bewusstsein seinen Ankerplatz und der Geist wird unruhig.

Die Ursachen für eine Blutarmut liegen vor allem in einer Mangelernährung, in der die blutbildenden Nahrungsmittel fehlen und auch in einem Übermaß an scharfen Gewürzen, Kaffee und gegrilltem Fleisch. Weitere Auslöser sind starke Menstruationsblutungen, Operationen oder Unfälle mit starkem Blutverlust. Das Blut wird auch verletzt durch übermäßiges Schwitzen, geistige Überanstrengung und heftige Emotionen.

Nahrungsmittel für den Blutaufbau*

- grünes Blattgemüse wie Spinat und Mangold
- Gemüse: rote Bete, Möhren, Kürbis, Brokkoli, Grünkohl
- Champignons, Shiitakepilze
- Sprossen, Oliven, Avocado
- Dinkel, Emmer (Urweizen), Süßreis
- alle heimischen Beeren, Aprikosen, Kirschen, rote Trauben, Gojibeeren, Longan-, Litschi-, Maulbeerfrüchte, Datteln, Feigen
- Kokosnuss, Cashew und Pinienkerne, schwarzer Sesam
- ausreichende Eiweißzufuhr aus schwarzen Bohnen, Azukibohnen, Mungbohnen und anderen Hülsenfrüchten oder mäßiger Genuss von tierischem Protein wie Huhn, Rind, Eigelb
- Brennnesseltee, Tee aus Weißdornbeeren

* Empfehlenswert ist eine Ernährungsberatung bei einem TCM-Therapeuten.

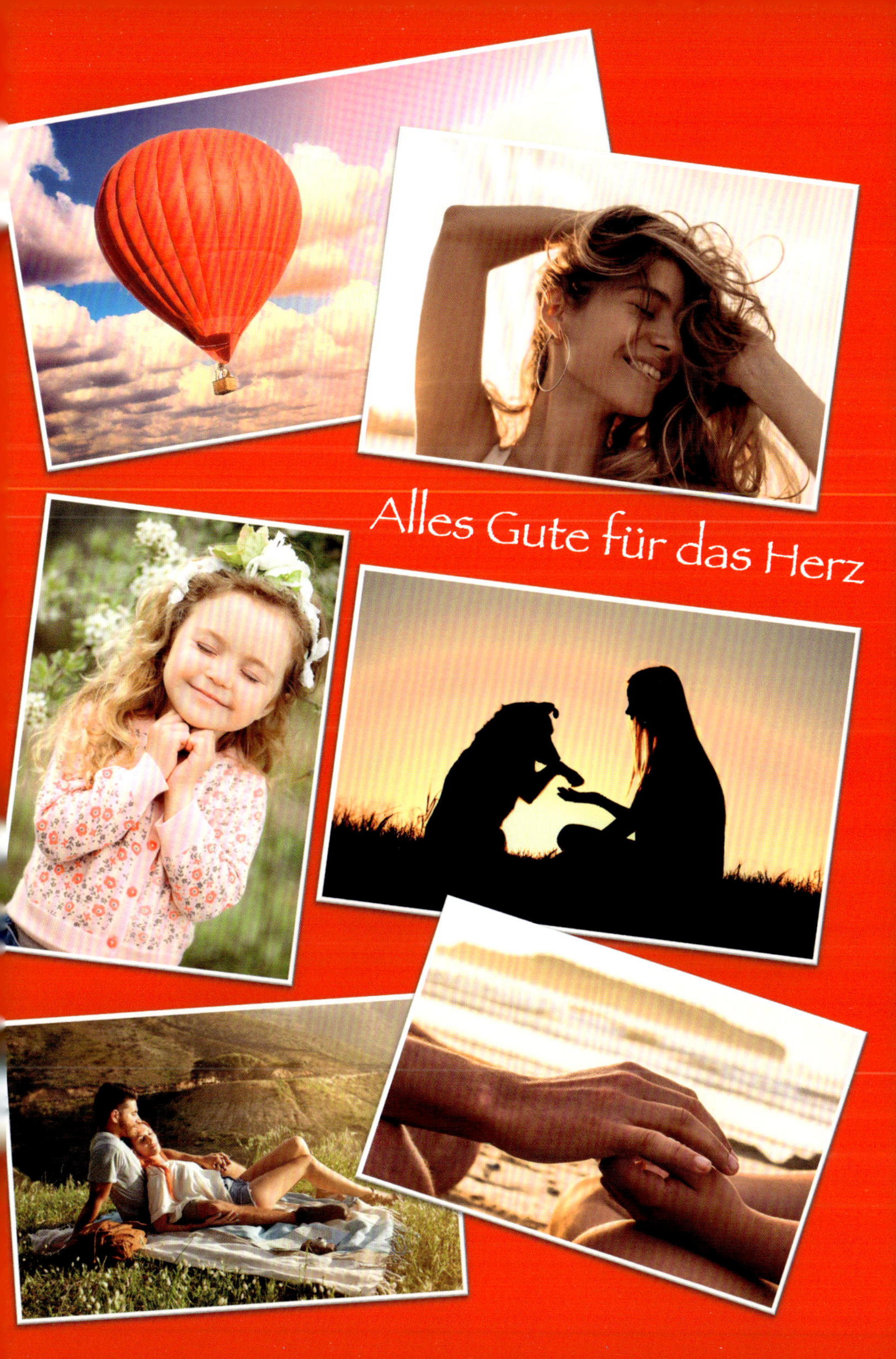
Alles Gute für das Herz

Alles Gute für das Herz

- Gehe so viel wie möglich in die Natur, tanke Sonne auf, lasse dich von der Sonne wärmen.
- Achte darauf, dass du einen Teil deiner Zeit mit anderen Menschen verbringst, in einem geselligen Zusammensein, nicht per Handy oder Computer. Suche dir Menschen, mit denen du deine Gefühle frei und offen ausdrücken kannst.
- Mache Kontakt mit Armen und Händen, umarme, berühre, lasse dich berühren.
- Widme deine Zeit den Dingen, die dir wirklich am Herzen liegen und dich erfüllen.
- Bringe Leichtigkeit in dein Leben, durch Tanzen, Feiern, Spielen. Tue von ganzem Herzen etwas, das kein Ziel verfolgt, das nicht erledigt werden muss, keine Eile hat und sich nicht lohnen muss, dir aber Freude bereitet. Damit ist keine Ablenkung oder Berieselung gemeint, sondern etwas, das dich begeistert und deine wache Aufmerksamkeit braucht.
- **Bewegung***: Körperliche Bewegung ist essenziell für die Gesundheit des Herzens. Die WHO empfiehlt, dass Erwachsene pro Woche mindestens 2,5 Stunden mit mäßiger oder 75 Minuten mit anstrengender Intensität trainieren sollten. Am besten ist es, wenn du regelmäßig körperlich so aktiv wirst, dass du leicht ins Schwitzen kommst. Es ist nie zu spät, in Bewegung zu kommen, du kannst mit kleinen Spaziergängen beginnen. Eine sitzende Tätigkeit unterbreche alle 30–60 Minuten durch ein paar Schritte oder Dehnungen.
- **Hitze und Kälte***: Kurzfristige Hitze wie bei Saunagängen regt die Funktion der Blutgefäße an und wirkt Ablagerungen in den

---

* Wenn bei dir Bluthochdruck oder andere Herz-Kreislauferkrankungen diagnostiziert wurden, besprich mit deinem Arzt, welche Maßnahmen für dich geeignet sind.

Gefäßen entgegen. Kältereize, wie durch eine kalte Dusche, halten die Gefäße elastisch, die sich dadurch schnell verengen und dann gleich wieder weiten.

- **Ernährung und Nahrungsergänzungen***: Empfehlenswert ist eine pflanzenreiche, mediterrane Kost. Reduziert oder vermieden werden sollten Transfette in Wurst, Käse oder Frittiertem und Zucker. Übergewicht, vor allem ein übermäßiges Bauchfett ist ein wesentlicher Risikofaktor für einen Infarkt. Omega-3-Fettsäuren, enthalten in Fisch und hochwertigen Ölen wie Lein-, Hanf- oder Perillaöl, vermindern Ablagerungen in den Gefäßen. Das Coenzym Q10 spielt eine wichtige Rolle in der Energiebereitstellung und ist daher für das Herz und andere Organe, die ständig Energie benötigen, von großer Bedeutung. Im Mineralienhaushalt ist vor allem auf einen ausgeglichenen Gehalt an Magnesium und Kalium zu achten. Mache dafür einen Bluttest.
- Entspannungstechniken, ausreichende Ruhezeiten und genügend Schlaf befreien das Herz von zu viel Hitze, erhöhen die Resilienz und schenken uns Gelassenheit.
- **Meditation**: Auch wenn Meditation viel mehr bedeutet als das körperliche und seelische Wohlbefinden zu unterstützen – es ist ein Weg zu einem erwachenden Bewusstsein – möchten wir hier ein paar positive Auswirkungen einer regelmäßigen Meditationspraxis aufzeigen. Meditation fördert Ruhe und Erholung, beruhigt den Fluss der Gedanken, klärt den Geist, vertieft den Schlaf, beruhigt den Herzschlag, verstärkt gleichzeitig die Blutzirkulation, fördert die emotionale Stabilität und Gelassenheit, schenkt Klarheit und Einsicht und vermittelt eine positive Geisteshaltung. Vor allem aber verstärkt Meditation unsere Verbindung mit dem Göttlichen, mit dem Ursprung. Schenke dir jeden Tag etwas Zeit für Meditation. Wenn dir das nicht möglich ist, setze oder lege dich einfach hin und sei bei dir.

Über die Autoren

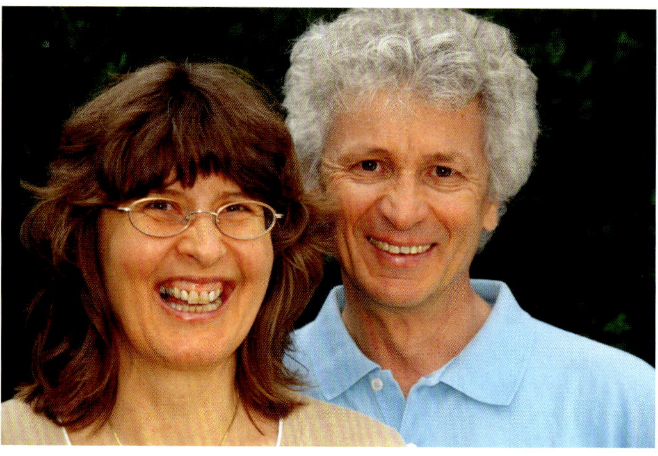

Sakina K. Sievers und Nirgun W. Loh sind Autoren zahlreicher Bücher zu den taoistischen Fünf Elementen, zu Shiatsu, Akupressur und Do-In, die inzwischen als Standardwerke in vielen körpertherapeutischen Fachausbildungen empfohlen werden. Leicht verständlich und anschaulich geschrieben, erfreuen sich ihre fundierten Bücher darüber hinaus immer größerer Beliebtheit bei interessierten Laien.

Gemeinsam leiten sie das ShenDo Institut und unterrichten Shiatsu und Akupressur. In ihrem wunderschönen Seminarhaus in Stellshagen nahe der Ostsee bieten sie Kurse für Gesundheit und Lebensfreude sowie Meditationsretreats an. Sie haben während ihrer langjährigen Aufenthalte in Indien östliche Heilmethoden studiert. Nirgun arbeitet seit vielen Jahren als Heilpraktiker mit Schwerpunkt Shiatsu und Chinesische Medizin.

Informationen über die Shiatsu-Ausbildung und die Seminare des ShenDo Instituts: **shendo-verlag-institut.de**